JN319629

高血圧はほっとくのが一番

講談社+α《プラスアルファ》新書

はじめに——血圧を気にしなければ病知らずになれる

これから私は、あなたがビックリ仰天《ぎょうてん》することを述べようと思う。ショックを受けないよう、心して聴いていただきたい。

「高血圧は少しも気にすることはありません。ほっとくのが一番です」

私はけっして、驚かせようとしているのではない。自信を持って、思うところを述べただけである。

しかし、あなたは語気を強め、こう問い返すだろう。

「えっ！　高血圧は脳卒中や心臓病のリスクを、大きく高めるのですよ。どちらも死に至ることの多い、恐ろしい病気ではありませんか」

それに対し、私は答える。

「いいえ、上が２００を超える極端な場合を除き、何ともありません。心配する必要はまったくないのです」

「あなたは医者のくせに気は確かですか？　高血圧が恐ろしいことは、専門家でなくても、誰もが知っている常識ではありませんか」

「常識でも、間違っているものはたくさんあります。たとえば少し前まで、ＢＣＧは結核の予防に効果があるとされていました。しかし、今では成人の予防には効果がないことがわかっています。実際、アメリカやドイツでは、もうＢＣＧは行われていません。高血圧が危険であるというのも、間違った常識だと私は考えます」


今や「高血圧症」は国民病といわれ、患者数は約５５００万人もいるとされる（２０１１年国民健康・栄養調査より）。５５００万というのは、とてつもない数である。日本人の成人の半分以上が、「高血圧症」という病気なのだ。

普通に考えれば、こんなことがあるはずはない。

猫も杓子《しゃくし》も「病人」だという。しかし本人は痛くもかゆくもなく、どう見ても健康なのだ。ただ、血圧という数値が、基準より高いだけである。

私は断言する。高血圧は病気ではない。通常、人が気にする程度の血圧が、重い病気を引き起こす可能性はゼロに等しい。

これが四十数年間、10万人近くを診察し、自分なりに調べた末の私の結論だ。「高血圧症」が国民病など、嘘八百《うそはっぴゃく》である。

なぜ嘘っぱちがこれほど広まり、膨大《ぼうだい》な数の人間が「病人」にされてしまったのか？

製薬会社、御用学者《ごようがくしゃ》、行政が一丸《いちがん》となり、キャンペーンなどによって、「高血圧は危ない」という考えを広めたせいである。

私は「高血圧症」とは、製薬会社の利益のために作った、虚構の病だと考えている。

本書で述べるように、数ある医療の中でも、血圧ほどデタラメの多い分野はない。実際そこは、嘘の宝庫である。

血圧は気にしないほうがいい。むしろ、気にしてはいけない。血圧を気にすることは、それ自体ストレスであり、そのマイナス思考が、かえってさまざまな病気を招くのだ。ガンも脳卒中も心臓病も、最大の原因がストレスなのは、いうまでもない。

「病は気から」とは、よく言ったものだ。「バカは風邪を引かない」もまた、真実である。

スポーツジムや公民館などに置いてある血圧測定器に、間違っても腕を差し入れてはいけない。家庭用血圧計を持っている人は、今すぐ捨てよと言いたい。

それらの計器はあなたの心を暗くし、あなたを病へ導くだけである。ましてや血圧の薬を飲むなど、もっての外《ほか》だ（上が２００を超えている極端な場合や、心臓に持病がある場合はこの限りではない）。

この世には、たくさん健康法がある。どれも毎日の食事に気をつけたり、運動を心がけたり、かなり面倒だ。

しかし、私の説く高血圧に対する健康法は、じつに簡単である。

放《ほう》っておく。たった、これだけである。


私は学生時代、中村天風《てんぷう》に師事《しじ》した。天風は日本で初めてヨガを行った人として知られる東洋思想家だ。私の医療に対する考え方は、天風に大きな影響を受けている。天風は、結核にかかった自らの体験から、自然治癒力を高めるプラス思考を説いた。マイナス思考は、それを弱めてしまう。

天風は言っている。

「人間は強い。自然治癒力を信じなさい。薬なんか飲まないほうがいい。平常心があれば、どんどん生きる力が湧《わ》いてくる」

何事もプラス思考が大事である――。こういうと、誰もが納得してくれる。それを実践《じっせん》しながら、楽しく人生を送っている人も多い。ところがそうした人も、健康に関することになると、とたんにマイナス思考になってしまうのだ。

血圧は、その最《さい》たる例である。

血圧心配症から自由になれば、身も心もすこやかになれる。

健康診断などで血圧が高いと言われ、気にしているあなたが本書を読み終えると、すっきりした笑顔とともに、病知らずに大きく近づいているはずだ。

◉目次

第二章　脳梗塞《のうこうそく》は医者が作っている

第三章　血圧測定なんかいらない

第一章　「高血圧症」という名の詐欺商法

8年間で50も下がった基準値

高血圧の基準値は、たった8年で50も下がっている——。これを聞くと、多くの人は耳を疑うのではないか。

私は大げさに言っているわけでも、ウソをついているわけでもない。

2000年までの基準値は、実質、上180㎜Hgだった。それがどんどん下がり、2008年には130になっているのだ。

今は、130を超えると、その人は「高血圧症」と判断される。「病人」として、医者に生活上の指導を受け、降圧剤（血圧を下げる薬）を処方されるのだ。

なぜ短期間に、これほど大きく下げられたのだろう？ 2000年前後に、高血圧のリスクを説く画期的なエビデンス（科学的根拠）が得られたのだろうか？

そのような研究を、私は寡聞《かぶん》にして知らない。むしろ、高血圧の通説に疑問を投げかける研究が、数多く発表されている。にもかかわらず、基準値はどんどん下がっているのだ。どう考えても、これはおかしい。

高血圧基準値の変遷と患者数の増加

年度	高血圧基準値（mmHg）	患者数（人）
1987	180/100	230万
2004	140/90	1600万
2008	130/85	3700万
2011	130/85	5500万

（「国民健康・栄養調査」等により作成）

基準値を下げることは、いうまでもなく患者を増やすことである。基準値を上160から140にするとは、150で「正常」だった人が、突然「異常」になるということだ。

基準値は10下げれば、新たに1000万人の「患者」が生まれる。

1980年代後半は230万人ほどしかいなかった「高血圧症」が、今では5500万人に増えている。なんと、20倍以上の増加率である。

そして2011年の国民健康・栄養調査では、成人のうち27・5％、4人に1人が降圧剤を飲んでいる。

「患者」を増やせば、降圧剤の売り上げが伸びるのは、当然である。基準値の操作は製薬会社にとって、大金《たいきん》を生む打《う》ち出《で》の小槌《こづち》なのだ。

私たちは、明らかに不必要な血圧の薬を大量に飲まされている。いつの間にか基準値を下げられ、誘導されているのだ。

私は「高血圧症」とは、降圧剤を多く飲ませるための詐欺商法だと考える。それも国家的規模の壮大さだ。

やり口がまた、悪辣《あくらつ》である。

「血圧が高いと、脳卒中や心臓病を起こしやすくなる。高血圧は、自覚症状がないのが特徴だ。小まめに血圧を計り、できるだけ下げなければならない。放《ほう》っておくと、大変なことになる」

医療関係者は口を揃えてこう言い、一般人を丸め込もうとする。

しかし、これはいかにも詐欺師の話術であり、立派な恫喝《どうかつ》だ。

カラクリは、あきれるほど単純である。人知れずソーッと基準値を下げること。それだけで製薬会社は、濡れ手で粟《あわ》なのだ。

遠からず基準値は、今の130から120になるだろう。

一生飲み続けなければならない薬

一般の方は、短期間にこれほど大きく基準値が下がっていることを知らない。人はたいてい、ある日突然、自分の血圧が高いことを知る。しかし、そのほとんどは、少し前の基準なら「正常」だったのだ。

人が血圧を気にし、薬を飲むようになるのは、例えばこんな感じだろう。

今は街のあちこちに血圧測定器が置かれている。スポーツ施設、市役所、公民館……、スーパーマーケットで備え付けている所もある。

こんなにあると、見かけた時、つい腕を差し入れ、測ってしまうのが人情だ。銭湯の体重計に何となく乗ってしまうのと、同じである。

しかし血圧は、少し動いただけで上がってしまう。最低でも15分は安静にして測るのが鉄則である。スポーツ施設では、マシーンを使って体を動かした後かもしれない。スーパーでは、自転車をこいで来たばかりのこともありえる。そうした状態では、誰でも血圧は上がってしまう。

「あんな所で測って、正確な血圧がわかるはずがない」――多少知識のある人なら、そう思って測らないだろう。

何も知らず、測ったが最後、運の尽《つ》きである。高い数値が示され、気になりはじめる。明くる日、心配のあまり病院に行く。

心配すると、それだけで上がるのが血圧だ。おまけに「白衣高血圧《はくいこうけつあつ》」といって、医者や看護師を前にすると、緊張でよけいに上がることも多い。

案《あん》の定《じょう》、病院で測っても高い数値が出た。医者に減塩や運動を勧《すす》められ、降圧剤を処方される。言われるまま、家庭用血圧計を買い、朝晩測って一喜一憂《いっきいちゆう》し、几帳面《きちょうめん》に数値を手帳に記録したりするのだ。

中には、こんな人もいる。

朝起きて測り、ご飯の前に測り、風呂に入る前に測り、風呂から上がって測る。少し高いと大騒ぎし、脳卒中や心臓病で倒れてしまうのではないかと心配するのだ。

こうして泥沼に入り込んだ者は、もう脱け出せない。血圧を下げようと日々努力を重ね、高い降圧剤を飲み続ける羽目《はめ》になる。

まさに現代の悲喜劇だ。

降圧剤は、基本的には生涯を終えるまで飲み続けなければならない。血圧は、一つには体質であり、また一つには自然な老化として、加齢とともに上がるからだ。

健康な人を病人に仕立てる大罪《たいざい》

「高血圧症」は「症」がつくのに、症状がない。痛いとか、苦しいということがないのだ。もちろん、患部《かんぶ》もない。このことに留意してほしい。どこも悪くない人に、突然「あなたは病気だ」と告げることの異常さは、冷静に考えればわかるだろう。

「高血圧症」とは、「病気のリスクがある」ということ。つまり、「病気になるかもしれませんよ」ということだ（私は上が200を超える極端な場合を除き、それさえもゼロに等しいと考えている）。

「病気になるかもしれない」ことと「病気である」ことは、本質的に全く違う。それをいつの間にかすり替えてしまったところに、まず、詐欺性がある。健康な人を病人に仕立ててしまうトリックは、悪質というほかない。

「病は気から」というように、体は心に大きく影響される。何ともない人が、「お前は病気だ」と言われたら、そのストレスで本当に病気になってしまうこともありうる。

こんな簡単かつ重大なことを、なぜ医療関係者や行政は考えないのだろう。現代の病気における最大の原因は、いうまでもなくストレスである。よけいな不安をあおることは、それ自体が病気の種といえる。実に罪深いことだ。

高血圧は、長期間続くことが多い。10年、20年と自分が「病気」と思い続ければ、ストレスは募《つの》り、本当に大病になる可能性は少なくない。

降圧剤データ改竄《かいざん》事件の衝撃

多くの人にいらぬ心配を植え付け、薬《くすり》漬《づ》けにする高血圧の基準値は、いったい誰が決めるのだろう？

それは日本高血圧学会という、大学の医療研究者が委員を務める組織が決める。

世間の人は、医者はおのおの論文を読んで研究し、患者の治療に当たると思っているかもしれないが、そんなことはありえない。ほとんどの医者は診察で忙しく、研究する暇はない。

高血圧学会は「高血圧治療ガイドライン」という冊子《さっし》を出し、日本中の医者はそこに記された基準値によって、患者が高血圧かを判断する。ほとんどの医者がそれに従うのだから、ガイドラインは非常に大きな影響力があるといえる。

ガイドラインはおよそ5年で改訂され、そのたびに基準値は下がってゆく。

実際に目を通すとわかるが、冊子は非常に読みづらい。あいまいで細かい区分、ちりばめられた難解な専門用語、おそろしくくどい説明……。読んでいると、苦痛を感じる。こうして煙幕《えんまく》を張りながら、彼らは抜け目なく基準値を下げるのだ。

高血圧学会は製薬会社とベッタリ癒着している。根拠のないまま、基準値がどんどん下がってゆくのは、そのためだ。

癒着が明るみに出る衝撃的な事件が、2013年7月に起こった。京都府立医大、東京慈恵会医大、千葉大、滋賀医大と、製薬会社ノバルティスファーマ社による、降圧剤のデータ改竄である。

問題になった降圧剤は、バルサルタン（商品名、ディオバン）という。2000年に国内での販売が始まり、2012年度の国内売上額は約1083億円。とてつもない売り上げである。

バルサルタンの国内での売り上げは、降圧剤はもとより、あらゆる医薬品の中でトップを占める。しかも日本だけでなく、世界約100ヵ国で承認されている。

インチキ論文で大ヒット商品に

バルサルタンが大きな注目を集めるようになったのは、2004年から約5年をかけ、京都府立医大の教授が行った研究によってである。

この教授は高血圧患者3000人を対象に、バルサルタンの臨床試験を行った。結果が2009年に論文として発表される。それは「バルサルタンは、血圧を下げるだけでなく、脳卒中や狭心症のリスクも小さくする効果がある」というもので、欧州心臓病学会誌の電子版にも発表された。

さらに教授は「心臓肥大の症状や糖尿病患者にも同様の効果がある」と日本循環器学会誌に発表し、有名教授として一躍時の人となった。

高血圧の治療薬には、バルサルタンのように血管を拡張させるもののほか、心臓の働きを抑えるもの、余分な水分を体外に排出するものなどがある。

バルサルタンは一日160mgの服用で年間約8万1650円かかるが、最も安い薬なら約3500円で済む。国民健康保険が適用されても、70歳未満では3割、70歳以上でも所得により2割または3割が自己負担になる。

他の薬に比べて20倍以上もする高価なバルサルタンが飛ぶように売れたのは、臨床試験で効果を確かめたという論文を現場の医者が信じたためだ。多くの医者が、患者にバルサルタンを優先的に処方した。

そしてバルサルタンは、一躍〝大ヒット商品〟になった。降圧剤だけでなく、2012年、すべての医薬品の中で最も売れた薬になったのだ。ほかの製薬会社の人間によると、その売れ行きは妬《ねた》ましいほどだったという。

製薬業界には、「ブロックバスター」と呼ばれる商品のタイプがある。際立《きわだ》った効果のため、他を寄せ付けない莫大《ばくだい》な売り上げを持つもののことだ。バルサルタンは、このブロックバスターである。

論文による効果は絶大で、およそ1000億円の売り上げのうち、300億から400億がそれに当たると言われている。論文が、バルサルタンをブロックバスターにのし上げたのだ。

論文を書いた教授や日本高血圧学会の幹部は、医療雑誌の広告ページにも頻繁《ひんぱん》に登場し、バルサルタンのすぐれた効能を訴えた。そこで彼らは、「バルサルタンは日本人に合っている」「認知機能の低下も改善する」などと、さらに効果を強調している（「日経メディカル」2011年1月号、2月号、2012年3月号、4月号）。

しかし、海外の反応は冷ややかだった。

2009年、欧州心臓病学会で、この教授は論文の内容をスピーチしたが、データの信《しん》憑《ぴょう》性が乏しかったため、論文はヨーロッパの医学界で黙殺された。スイスの高血圧の専門家は、「本当ならば素晴らしい薬だ」と断ったうえで、「自分の母親には投与したくないが、妻の母親にならら使う」と皮肉たっぷりに言ったという。

2012年末、日本循環器学会誌が「数多くの解析ミス」が発覚したとして、掲載論文の撤回を発表。2013年2月には、欧州心臓病学会誌も「致命的な問題がある」と、教授の論文を撤回する異例の事態となった。

同月、教授は責任を取る形で大学を辞めているが、「論文不正は絶対にないので辞職の必要はない」と最後まで抵抗したという。

前例のない刑事告発に発展

2013年7月、京都府立医大は、論文に使われた解析データが人為的に操作され、バルサルタンに有利な結果が出ていたとの調査結果を発表した。

大学は「ご心配とご迷惑をおかけし、深くお詫びする」と表明しながら、捏造《ねつぞう》の背景については、「誰がデータを操作したのか、意図的だったかどうかはわからない」としている。

この調査を受け、慌てたのは日本高血圧学会だ。高血圧学会は当初、「不正なデータ操作はなかった」と発表していた。この発表は、子供だましだ。論文を書いた教授もまた、学会の幹部だったからである。

これでは調査に程遠い。警察ではなく、泥棒が泥棒を取り調べるようなものだ。見え透いた隠蔽《いんぺい》というほかはない。

後の調査により、大学非常勤講師の肩書を持つ製薬会社の社員が研究チームに紛れ込んでいたことが判明した。データを操作し、バルサルタンに有利な結果をでっち上げていたのだ。実験のカルテにはない、都合のいい例をたくさん加えていたのである。

実際は、バルサルタンを飲んでも、脳卒中や狭心症のリスクは小さくならないのだ。

本来なら、論文の不正を指摘された大学側が自ら解明すべきだった。しかし、大学による調査は期待外れというしかない。研究に従事した教官が学外に去ったり、事情を聞けなかったりしたためだとされるが、言い訳めいており、真相はわからない。

「意図的なデータ操作はない」と厚生労働省の検討委員会に報告し、調査のずさんさを指摘された大学もある。

販売元であるノバルティスファーマ社の対応は、さらに誠実さに欠ける。「社としては把握していなかった」「元社員がデータ操作に関与した証拠はない」とし、当初は元社員への事情聴取にも応じなかった。

2014年1月、厚生労働省はついにノバルティスファーマ社を薬事法違反（誇大広告）容疑で東京地検に告発した。誇大広告容疑での刑事告発は前例がない。製薬業界と大学の癒着に、ようやく司法のメスが入ることになったのである。

バルサルタンの販促活動に関わったノバルティスファーマ社関係者については個人を特定

せず、被疑者不詳として告発対象に加えた。

しかし、告発の仕方が、非常に曖昧《あいまい》である。許しがたいことだが、結局は、うやむやになる公算が高い。

そうなれば、告発そのものが、見せかけだけのパフォーマンスということだ。

バルサルタンをめぐる一連の事件は、「不正」という生やさしいものではない。約800万人の高血圧症患者と、その家族をだまし、金を巻き上げた立派な「犯罪」である。

5倍になった降圧剤の売り上げ

高血圧の薬（降圧剤と血管拡張剤）は、今や年間の売り上げが1兆円の超巨大市場である。1980年代の終わりごろは、2000億ほどだったから、この二十数年で5倍にも膨れ上がったことになる（28ページのグラフ参照）。

日本は、世界の40％もの薬を消費している。その量は、アメリカに次いで第2位だ。一人当たりに換算すると、日本が1位である。

世界一薬好きな日本人が、最も多く飲んでいるのが降圧剤であることは、あまり知られて

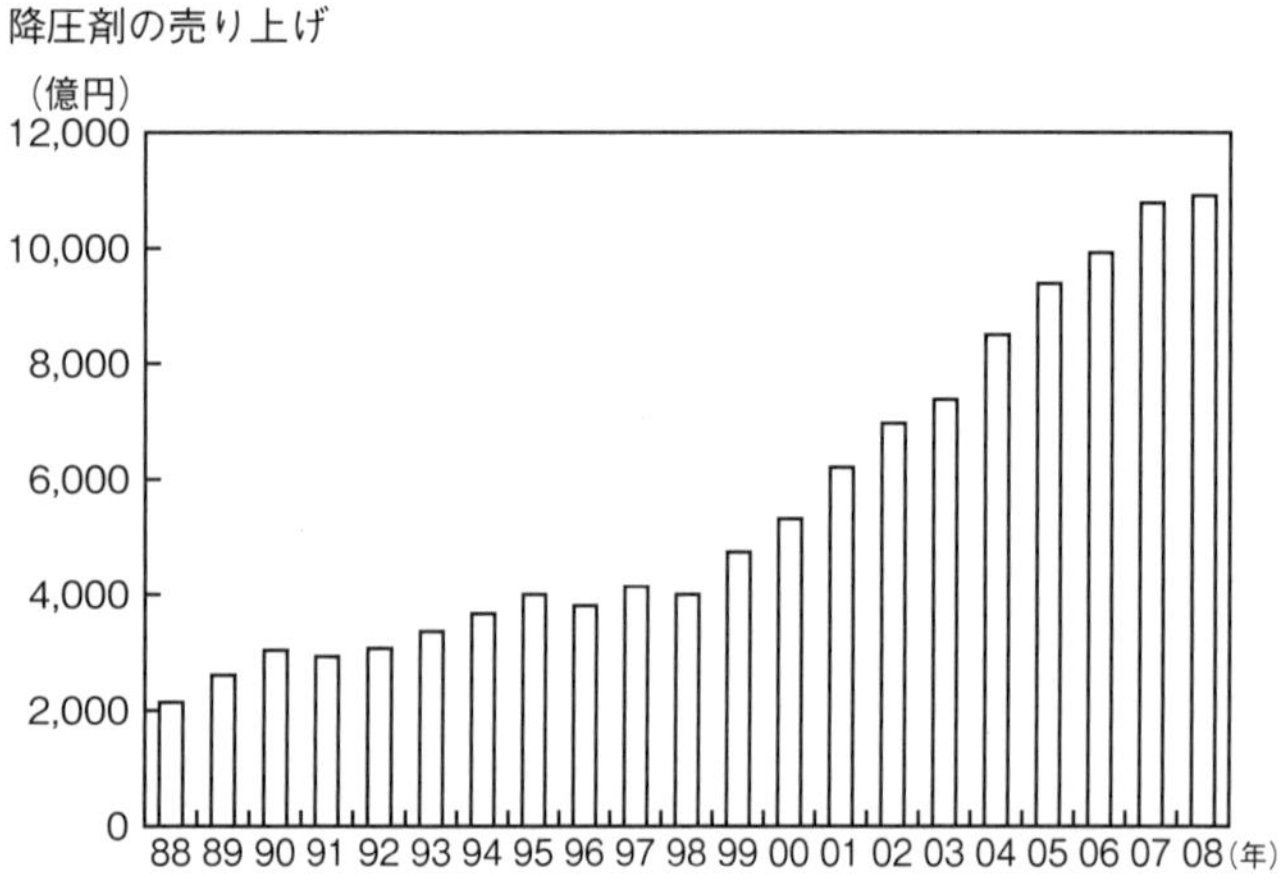

(「薬のチェックは命のチェック」39号より作成)

いない。降圧剤は、潰瘍《かいよう》用剤や鎮痛消炎剤を抑え、医薬品市場のトップを占める(29ページの表参照)。

私たち日本人は、ものすごい量の降圧剤を飲んでいるのだ。

そして先に触れたように、バルサルタンは降圧剤だけでなく、2012年、すべての医薬品の中でもっとも売れた薬だった。

バルサルタンが、収益の面でどれほどすごいかわかるだろう。

この事件からいえるのは、製薬会社にとって降圧剤は非常なうまみがあり、わずかな操作で莫大な利益を上げられるということである。

データ改竄は、社員個人ではなく、会社ぐる

2011年度における医療用薬品の生産高

	生産高（百万円）	全体に占める割合（%）
1　降圧剤	653,623	9.4
2　他に分類されない代謝性薬品	419,055	6.0
3　消化潰瘍用剤	364,329	5.2
4　その他の血液用剤	299,038	4.3
5　鎮痛消炎剤	271,665	3.9
6　血管拡張剤	253,248	3.6

（「ミクス」2012年増刊号より作成）
「降圧剤」と「血管拡張剤」で9000億円を超え、売り上げでは1兆円を超える。

みの可能性が高い。大学側も、その人間が社員であることを知らなかったとは、思えない。非常勤講師という肩書は、隠れ蓑《みの》だったのだろう。

製薬会社から大学に、1億円を超える寄付金が渡っていたこともわかっている。

また、先の医療雑誌を舞台にしたキャンペーンでは、製薬会社から雑誌社や教授たちに、広告費や謝礼という形で、金が渡っていたのはいうまでもない。

この事件は、医薬品という命にかかわる分野において、製薬会社、学者、メディアが癒着し、利益を最優先していることを、浮き彫りにした。

本来は公正であるべき学者が、あくどい商売の片棒《かたぼう》を担《かつ》ぎ、広告塔になってしまっているのだ。

彼らは、御用学者《ごようがくしゃ》のそしりを免《まぬか》れない。

製薬ビジネスはギャンブル同然

この事件が、氷山の一角であるのは、いうまでもない。同時に、起こるべくして起こったといえる。

なぜなら、新薬を開発するのは、非常に大変だからである。

先程、バルサルタンは「ブロックバスター」だと言ったが、このような大ヒット商品は、今はもうほとんど出ない。

80年代までは画期的な新薬はしばしば生まれていたが、90年代からはほとんどない。強《し》いて挙げるなら、抗エイズウイルス剤ぐらいだろうか。

人間の発想には自ずと限界がある。薬の分野で、出るべきものは、すべて出尽《でつ》くした感は否《いな》めない。

しかし、企業は新薬の開発を止めることはできない。開発に何百億という巨費《きょひ》を投《とう》じているからだ。何とかしてヒット商品を出さなければ、元を取れない。

ヒットが出れば、今までの損を取り返せるどころではない。莫大な利益を得ることができる。これはもはやビジネスというより、ギャンブルである。

まず、このような製薬ビジネスの際《きわ》どさを指摘しておきたい。

何百億もかけて開発した新薬が、効果がないことや、強い副作用があることが最終段階でわかり、認可されなかったとしよう。その瞬間、莫大な金が煙のごとく消えるのだ。

当然、製薬会社は、何とかして認可に漕《こ》ぎつけようとする。認可が下りると下りないでは、天と地ほどの差がある。

製薬会社は研究者や学会の幹部に、取り入ろうとする。謝礼、接待、贈り物……そして研究費の援助。

その結果、研究者は、新薬に対する評価を甘くしたり、データを捏造したりするのだ。

寄付金をせびる御用学者たち

ここに興味深い新聞記事がある（２００８年3月30日付読売新聞朝刊「指針作成医9割へ寄付金　製薬企業から」）。

新聞社は、全国50の国公立大学に、２００２年から２００６年までの5年間で、医学部の

高血圧指針の作成にかかわった医師が
治療薬メーカーから受けた寄付金額
（2002～04年度合計）

荻原俊男・大阪大名誉教授★	2億2915万円
菊池健次郎・旭川医大名誉教授	9430万円
伊藤貞嘉・東北大教授☆	8550万円
松本昌泰・広島大教授	8395万円
瀧下修一・琉球大教授★	3625万円
江藤胤尚・宮崎大名誉教授☆	1870万円
内山聖・新潟大教授	880万円

★は所属講座あての寄付金　☆は個人と所属講座あて両方を含む

全国48国公立大学医学部（臨床系）の
寄付金の寄付者内訳
（2002～06年度合計）

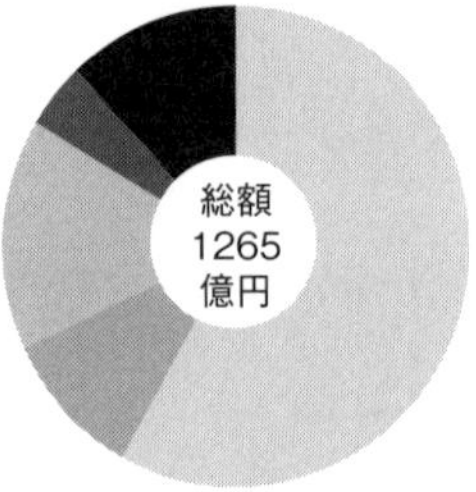

製薬企業　58.2%
その他の民間企業　9.9%
病院など　15.6%
財団など　4.3%
個人、学校など　11.9%

（2008年3月30日付読売新聞朝刊より）

学者の受け取った寄付金の額や提供者を公開するよう求めた。

その結果、高血圧や高コレステロールなどのガイドラインを作った276人中87％に当たる、240人に製薬会社から寄付金が渡っていることがわかった。

2004年の高血圧ガイドラインの場合、委員の9人全員に、合計約8億2000万円もの寄付金が渡っていた。

一番多かった人は約2億3000万、そして約9400万、約8500万、約8300万と続く（期間はガイドライン作成までの3年間）。

私から見ると、ものすごい額に思える。し

かし、これでもまだ情報公開は不十分という声もある。

そもそも、学者はなぜ、製薬会社から寄付金を受け取るのだろうか。

委員たちによると、

「公的資金が少なく、企業からの資金は研究に欠かせない」

「収支はすべて大学に報告し、私的に使う余地は一切ない」

「大学から出るのは、年300万円だけで光熱費も天引きされ、秘書の給与もまかなえない」

これらは国公立大学の性格上、ある程度理解できる。

しかし、次の発言には驚かされる。

「『外部から研究費を多くとるほどよい教授』という見方が強く、寄付の多さで評価されるようになった」

これは、とてもまともな状況に思えない。寄付金の多さ＝《イコール》評価なら、大学や学界が製薬会社との癒着を推し進め、自ら御用学者を生み出しているということだ。

中には学者自身が、癒着を認めた発言もある。

「寄付金を受け取る際、その会社の薬を使ってほしい、という意味合いは当然くみ取る。今はやめたが、企業ごとの寄付金額と薬のリストを医局長が作って医局に張り、同じ薬効なら寄付額の多い薬を優先して使うようにした」

医局とは、大学病院などにある医者のたまり場だ。そこに寄付のリストを堂々と張っておくとは、唖然《あぜん》とするほどの大胆さである。金は人を狂わせるというが、普通なら人目をはばかる神経が麻痺《まひ》しているのだろう。医学部という所が、世間とはかけ離れていることがうかがえるエピソードだ。

同時に、大学側の狡猾《こうかつ》さもうかがえる。そのようなリストを張り出すことは、製薬会社へのプレッシャーにもなる。リストを見た製薬会社の社員は、額が他より少ないと、もっと出さなければ、自社の薬を使ってもらえないと思うだろう。そして、会社同士で競い合い、額が上がってゆくことになる。

一方、製薬会社の関係者は、こう言っている。

「寄付金は、医者と親しい関係を築くための名刺代わり」

「医局に出入りさせてもらうための〝通行料〟。『おたくの薬をたくさん使っているから』と寄付金を求められることもある」

こうなると学者もあったものではない。まるで悪徳商人から袖の下を強請《せび》る、悪代官のようだ。

新聞社の取材に対し、

「企業からの寄付金を問題にすること自体がおかしい」「不愉快だ」と、感情的になる学者もいたという。人間は、痛いところを突かれると怒り出すものだ。それのいい見本である。

そして、この記事の5年後に、降圧剤バルサルタンのデータ改竄は明るみに出る。

あやふやすぎる基準値の根拠

高血圧の基準値が、2000年から2008年までの8年で50も下がったことは、この章のはじめに述べた。

ここで我が国における、基準値の変遷《へんせん》を振り返っておこう。

1987年、厚生省（現厚生労働省）は「老人保健法による健康診査マニュアル」によって、要治療の基準値を上180、下100にした。これは40歳以上の健診で用いられた数値で、94年版でも変わっていない。ちなみにこの健診は、２００８年に始まる「メタボ健診」の前身といえる。

実際、臨床の現場でも、２０００年までは、上１８０、下１０５までなら、３ヵ月ほど様子を見ることになっていた。その間、いつ測っても１６０／95を超えていれば、はじめて降圧剤による治療を行うのが一般的だったのである。

ところが、１９９９年、ＷＨＯ（世界保健機関）が基準値を１６０／95から、１４０／90に変えた。上は一気に20も下げてしまったのだ。

２０００年、日本もこれにならい、新たなガイドラインを作って基準をＷＨＯに近づけ、２００４年にはほぼ同じにした。２００８年から実施された公的保健制度「メタボ健診」では、さらに10下がり、今では上１３０である。

実質的に８年で、基準値が１８０から１３０と、50も下がっている。10年にも満たない期間で、これほど大きく下がるのは、どう考えても異常である。

根拠もかなり疑わしく、いろんな研究者から疑問の声が上がっている。

例えば、日本の従った、１９９９年のＷＨＯによる変更は、統計的に意味があるのか疑わしい根拠によっている。それは心筋梗塞のリスクに関する、たった一つの研究なのだ。

これほど重大な決定は、よほど明白か、複数の研究を元にしなければならない。

にもかかわらずＷＨＯが変更に踏み切ったのは、多国籍企業の巨大製薬会社が関わっているためと言われる。

そのことは、当時のＷＨＯが演じた、ドタバタ劇を見れば明らかだ。

基準値を１６０／95から１４０／90に変えるガイドラインは、１９９９年２月４日にロンドンで発表された。

その数時間前、ＷＨＯは「新しいガイドラインはＷＨＯとは無関係である。ＷＨＯの同意なしに、スポンサーの製薬会社が決めたものだ」という旨《むね》のプレスシートを記者に配った。

しかし翌日、ＷＨＯは声明を取り下げ、一転して新しい基準値を認めてしまう。

金《かね》まみれのＷＨＯ

ＷＨＯは予算の７割を製薬会社の寄付金に依存している。事業計画の増加とともに依存度は高まる一方で、近いうち８割を超えると言われている。製薬会社から金銭面での圧力がかかったのは、想像に難《かた》くない。新しい基準値を認めないなら、もう金は出さないと脅《おど》されたのだろう。

その日一日、WHOは公正さと寄付金のはざまで悩み、揺れたのだ。結局、背に腹はかえられず、寄付金を選んだのである。

国際的な消費者団体と、医師のグループが、「基準値が低く設定され過ぎている。根拠も製薬会社によるたった一つのものであり、信頼できない。WHOは、責任を負うことを怠《おこた》っている」という非難の書状をWHOに送った。

それに対して事務局長は、

「我々と民間企業の関係によって、公正さが損なわれることはあってはならないが、今回のガイドラインには、多少の懸念《けねん》が残っていることは否定できない」と、渋々《しぶしぶ》過ちを認めている。

この眉唾物《まゆつばもの》の決定が、日本にも大きな影響を与え、新たに2000万人も「高血圧症」の患者を増やしたのである。

1970年代頃までのWHOは、世界から天然痘《てんねんとう》を撲滅《ぼくめつ》するなど、非常にいい機関だった。しかし近年は、製薬会社との癒着を強め、公正さを失っていると指摘される。

２００９年、ＷＨＯは、新型インフルエンザの流行に対し、「すべての人類が脅威《きょうい》にさらされている」として、パンデミック（世界的大流行）の宣言を行ったが、実際は普通のインフルエンザと大差はなかった。この大誤報も、ワクチンを売る製薬会社との癒着が原因といわれている。

ＷＨＯが世界の健康問題に、強い影響力を持つのはいうまでもない。

一方で、私も含め、日本人は、国際的なものに非常に弱い。ＷＨＯなどといわれると、すぐに平伏《ひれふ》してしまう。基準値を発表する際のお粗末《そまつ》さなど顧《かえり》みることなく、決定を無批判に受け入れ、追従《ついじゅう》してしまうのだ。しかし、実際はＷＨＯも、非常に生臭いのである。私たちはそうしたことにも、気を付けるべきだ。

3歳児にまで血圧検査を推奨《すいしょう》

日本における高血圧の基準値は、メタボ健診に見られるように、今１３０である。先程、これが１２０になる日も、そう遠くないと書いたのは、決して筆が滑ったせいではない。

すでにアメリカでは、120まで下げられているからである。これがまた、うさん臭いのだ。欧米でも、医療関係者と製薬会社の癒着は、しばしば取りざたされている。アメリカにも日本と同様、高血圧のガイドラインを決める委員会がある。そこの研究者たちは、製薬会社から講演料、助成金、株などを受け取り、議論をゆがめるため、医療ジャーナリストから「高血圧マフィア」と呼ばれている。

いうまでもなく、日本にも同じたぐいの人たちがいる。私は彼らを御用学者と呼んでいるが、「高血圧マフィア」は、それよりもっと辛辣《しんらつ》な呼び名である。

2003年に、基準値が140から120に下げられた時、アメリカの高血圧患者は5000万人増えたという。日本では20下げると、患者は2000万人増えるから、人口比から言って、当然そうなるだろう。

以前、アメリカで、3歳以上の子どもには血圧検査をすべきという意見が、研究者によって発表されたことがある。高血圧が中高年に特有なのは、いうまでもない。基準値もそうは下げられないため、年齢層を下げるという新手《しんて》を考え出したのだろう。さすがにアメリカとなると、馬鹿馬鹿しさもスケールが違う。

それに対して、ある医師は、皮肉を込めてこう言ったという。

「何てひどい話だ。いっそのこと、へその緒を切った時に、血圧を測ればいい」

（アメリカの高血圧の事情については、レイ・モイニハン、アラン・カッセルズ著『怖くて飲めない！』より）

しかし、よその国だからといって、聞き流すことはできない。とかく欧米に弱い日本は、120という数値に追従したり、それを口実に下げたりすることもありうるからだ。幼児の血圧検査という悪い冗談のようなことも、決してないとはいえない。

血圧の利権構造は原発と同じ

「高血圧症」とは、製薬会社の主導する詐欺商法である。あらゆる詐欺商法と同じく、だまされる側はみな等しくナイーブだ。

しかし高血圧の場合、だます側は一様《いちよう》ではない。だますことで莫大な利益を得る人、だます人に手なずけられている人、血圧を下げることが病気の予防になると本気で信じている人、深く考えずただ流されている人……。

こうした人たちが、利益や力関係によって巨悪《きょあく》の大集団を作っている。

一度、決めた方向は、なかなか変えられないということもあるだろう。医療のように行政がからむと、無責任のくせに、面子《メンツ》ばかり気にする役人体質が幅を利かせ、こうしたことになりやすい。個人レベルで考えても、一度正しいと信じたものは、容易には変えられない。誰も、自分を否定したくないからだ。

特に医師の場合、治療の方針を変えると、前の患者に対し、何らかの責任を負わなければならなくなる。そこへ「空気」に逆らえない日本人特有の国民性が加わって、間違った大集団ができあがってしまうのだ。

ただし、この大集団を動かしているのは、一番得をする人たちであることを見逃してはならない。

原発の問題もそうだ。

原発ができてからずっと、国は「原発は１００％安全です」「事故は絶対に起こりません」と言っていた。当時は新聞やテレビも、まるで未来の象徴のように「エコでクリーンな新エネルギー」と原発を持ち上げる報道を繰り返してきた。

背後には、電力会社をはじめとした利権があるのはいうまでもない。チェルノブイリの事故を受けて、欧米各国が原発を廃止した後も、日本の状況は変わらなかった。

そして起こってしまったのが、東日本大震災での福島第一原発の事故だ。「事故は絶対に起きません」という国と御用学者の言葉は、真っ赤なウソだったことがわかってしまった。

それまでも原発の危険性を説く、良心的な学者はいた。「安全な原発などない」と、原発利権を告発し続けた小出裕章氏や故中川保雄氏などがそうだ。

しかし、彼らは表舞台には出てこられず、学界や大学で低い地位に甘んじなければならなかった。

こうした悪しき体質は、原発も血圧も同じなのである。

わずかな操作で大儲《もう》けする企業

製薬会社が利益追求に血道《ちみち》を上げることについて、私はよく思い浮かべることがある。それは化学調味料のエピソードだ。

化学調味料は、簡単に食材のうまみを増すことのできる非常に便利なものだ。日本の加工食品では、あらゆるものに化学調味料が使われていると言っても過言ではない。コンビニの惣菜や弁当にある「乳化剤」や「アミノ酸等」という表記も、実はすべて化学調味料のことである。

昔は化学調味料に、耳かきのような小さなスプーンが付いていた。

「このさじ1杯の調味料をお鍋に入れるだけで、料理がとってもおいしくなります」という宣伝のかいもあって、化学調味料はよく売れた。一気にしょうゆや砂糖と並ぶ、家庭の常備調味料の仲間入りを果たしたのである。

しかし、メーカーは悩んでいた。使用量が少なく、なかなか売り上げが伸びないのだ。「小さなさじ1杯で十分に味が出る」と言ったのに、今さら「やっぱり大さじ1杯にしてください」とは言えない。大量に使ってもらうためには、どうすればいいか？

そこでメーカーが考え付いたのは、容器を変えることだった。ビンのふたに小さな穴を開け、「ふりかけ式」にして再発売したのである。

これにより、化学調味料の販売量は爆発的に増えた。ふりかけ式容器は片手で手軽に使えるため、国民は漬物、豆腐、おひたしと、何にでもかけるようになったのである。一方で「化学調味料をとると、頭がよくなる」という、荒唐無稽《こうとうむけい》な宣伝も忘れなかった。このデマは、私ぐらいの世代の人間なら、みんな覚えていることだ。しかも昔は、誰もが信じていたのである。「高血圧はほっとくと危ない」によく似た、デタラメだ。

その後も、メーカーは「ビンの穴を大きくすれば、もっと販売量が増えるのではないか」と考え、実行した。これまた見事に当たり、化学調味料はさらに売り上げを伸ばしたのである。

しかし、化学調味料には、さまざまなアレルギーや味覚障害を引き起こす可能性があり、それを指摘する声も多いが、徹底して追及されてはいない。

製薬会社にとって血圧の基準値を下げることは、食品会社が化学調味料のビンの穴を大きくするのと同じである。

ビンの穴が大きくなったことなど、ほとんどの人が気付かない。

高血圧の基準値も同じである。

前にいくつだったものが、いつ、いくらに変わったかを知っている人など、まずいない。

健康診断などで、いきなり医者に「血圧が高い」と告げられ、鵜呑みにしてしまう場合がほとんどだろう。

知らぬ間に「何か」が変えられ、企業が大もうけをし、結局、国民がつけを払わされるのだ。

私たちは、もっと目を光らせ、声を上げなければいけない。

第二章　脳梗塞《のうこうそく》は医者が作っている

一番怖いのは脳梗塞

なぜ、高血圧はいけないといわれるのか？

一つには「高血圧は脳卒中を引き起こす」ということが、常識になっているからだ。

高血圧は別名「サイレントキラー」と呼ばれるとおり、自覚症状がないのが特徴である。だから医者は、「高血圧を放っておくと脳卒中になって、半身不随《はんしんふずい》になったり命を落としたりします。今すぐ薬で下げないと大変なことになりますよ。予防のために薬を飲んだほうがいい」と患者をおどすのである。

しかし実際は、医者が患者を脳卒中にしているのだ。

このことを、少しくわしく見てゆこう。

確かに脳卒中は、命を脅《おびや》かす恐ろしい病気だ。脳卒中は、ガン、心臓病に次いで死因の第3位。日本人の死因の約15％を占める。

日本には約150万人の脳卒中患者がおり、毎年25万人以上が新たに発症しているという。

さまざまな脳卒中

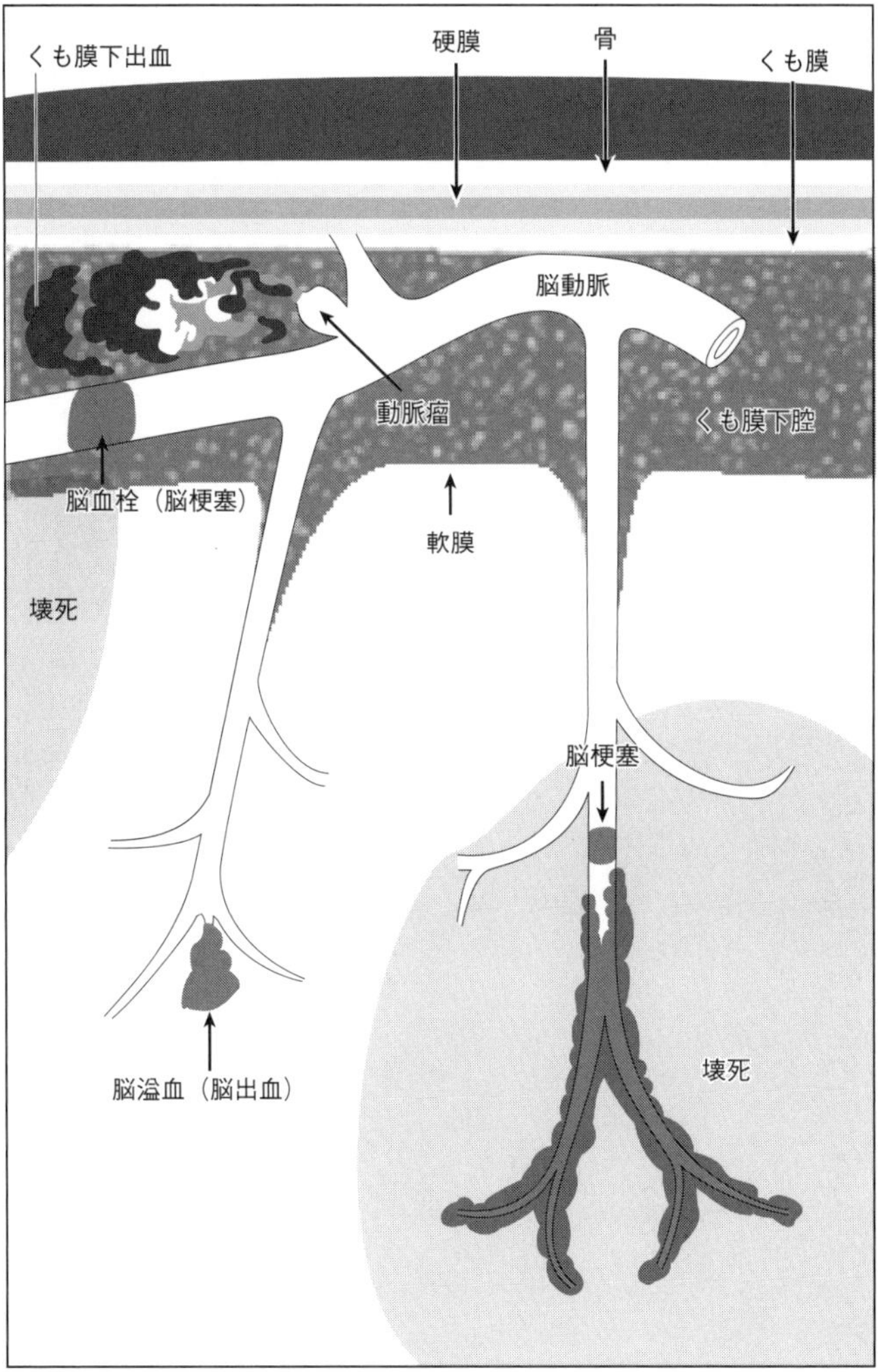

（「薬のチェックは命のチェック」26号より作成）

しかし、「脳卒中」に3種類あることは、意外と知られていない。

脳卒中は、脳の血管が詰まる「脳梗塞《のうこうそく》」、脳の血管が破れて出血する「脳溢血《のういっけつ》（脳出血）」、脳の表面の血管にできたコブが破れて、くも膜という髄膜《ずいまく》の下に出血する「くも膜下出血《まくかしゅっけつ》」に分けられる（49ページの図参照）。

1999年度の調査によると、脳卒中を起こした人のうち、脳梗塞が84％、脳溢血が13％、くも膜下出血は3％だった。

この結果は、最近の有名人にもよくあてはまる。

故小渕恵三元総理、長嶋茂雄さん、映画監督の故大島渚さん、石原慎太郎さん、歌手の西城秀樹さん、学者の栗本慎一郎さん、タレントの麻木久仁子さん、プロレスラーの高山善廣さん、女子アナウンサーの大橋未歩さん……。

これらは皆、脳梗塞を患《わずら》った人たちだ。一方、脳溢血やくも膜下出血になった有名人というと、あまり浮かばない。

脳卒中のうち最も多い脳梗塞とは、どのような病気なのだろう？

まず、脳の血管に小さな傷ができ、それをふさぐために血の固まりができる。皮膚が傷つ

血栓ができ、脳梗塞が起こるまでの様子

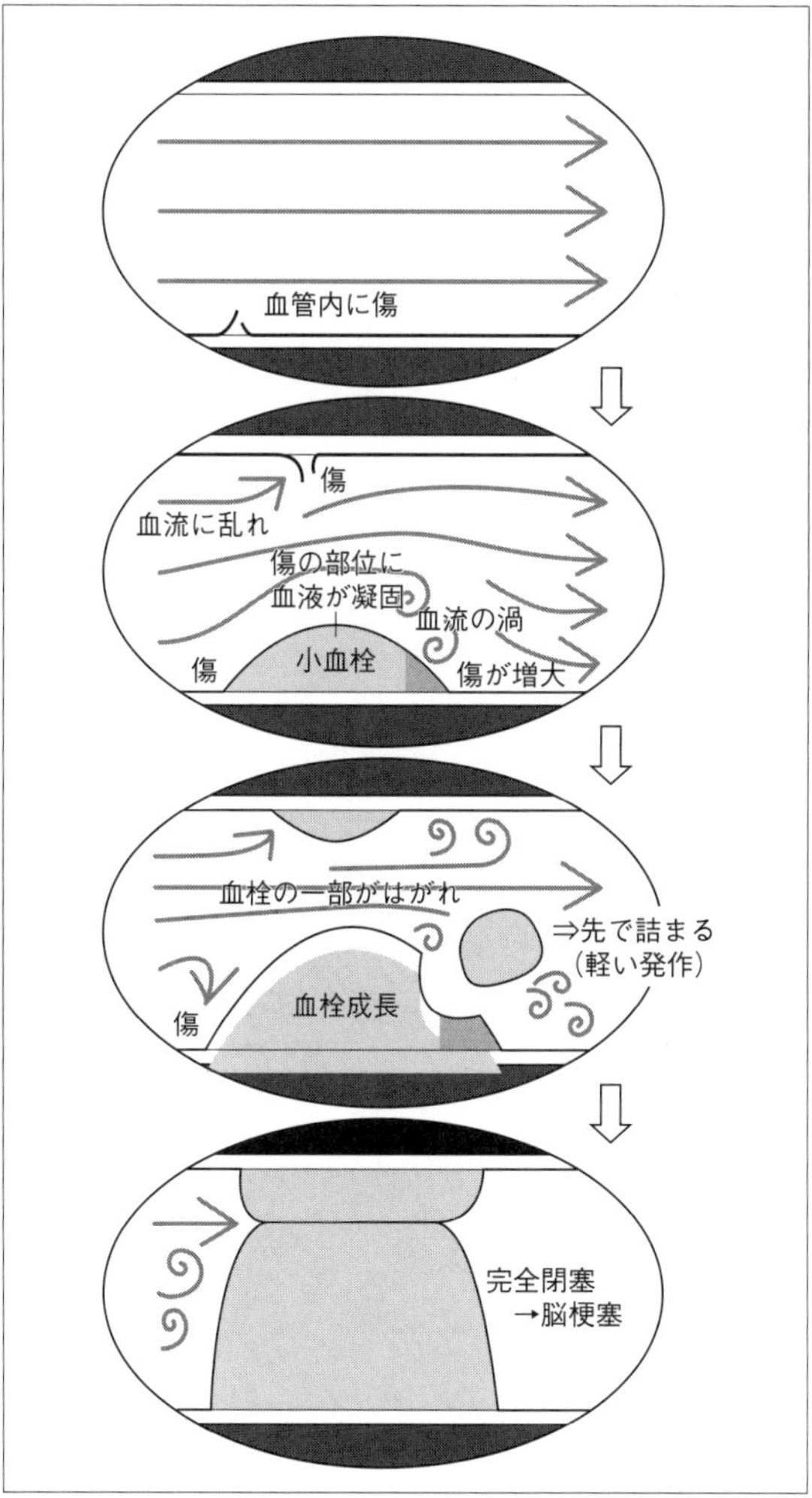

(「薬のチェックは命のチェック」26号より作成)

くと、出血の後、乾いた血によって治まるが、それと同じである。小さな血栓《けっせん》ができたことで、スムーズだった血の流れは乱れたり渦巻いたりし、血管はさらに傷つきやすくなる。血栓も大きくなって、ついに血管をふさいでしまう。これが脳梗塞である（51ページの図参照）。

血栓が大きくなるのはゆっくりだが、血の通り道が非常に細くなり、ふさがってしまうのは、短時間である。麻痺《まひ》などの症状が突然起こるのは、そのためだ。

脳梗塞の原因になる血の固まりは、脳の血管に生じるものだけではない。心臓でできた血の固まりが、血流によって運ばれ、脳の血管を詰まらせることもある。

血管にも、太いのから細いのまでさまざまある。運ばれてくる血の固まりが大きければ、太い血管を詰まらせるため、影響も大きく、非常に短い時間で症状が出はじめる。

血管が詰まり、脳が酸欠状態になると、3～4分で脳細胞が壊死《えし》し始める。死んでしまった脳細胞は元には戻らない。このため、命が助かったとしても、手足の麻痺や、言語障害などの後遺症が残ることが多い。脳梗塞の治療は、時間との戦いなのである。

降圧剤は脳梗塞の発症を倍にする

脳梗塞は高血圧が原因といわれるが、そうではない。むしろ、血圧の低いときに起こる疾患である。

脳の血管が詰まりかけたとき、体は懸命《けんめい》に血流を勢いよくし、血のかたまりを吹き飛ばそうとする。血圧を上げて、脳を守ろうとしているのだ。

「高血圧だから、脳梗塞になった」のではなく、「脳梗塞だから、血圧を上げて治そうとしている」のだ。原因と結果を取り違えているのである。

このとき、血流が弱く、血のかたまりを押し流すことができなければ、簡単に脳梗塞になってしまうだろう。これは少し考えれば、わかることである。

薬で血圧を下げることは、命取りなのだ。「脳梗塞は（降圧剤を処方した）医師によって作られる」と言っても過言ではない。

東海大学医学部名誉教授・大櫛陽一氏の研究によれば、

「降圧剤を飲んでいる人は、飲んでいない人に比べて脳梗塞の発症率が2倍になる」という。

大櫛氏は、1999年から2007年までの、福島県郡山市に住む男女4万人の健診データを全国のものと比較し、降圧剤は脳梗塞を増やすことを発見したのだ。

私は、一人でも多くの医師が降圧剤の使用に慎重になることを願ってやまない。

なぜ多くの人が降圧剤を「脳卒中を予防するために」飲んでいるのだろうか？

実は、戦後1950年代までは、脳卒中のうち、約90％が「脳溢血」だった。時代を下るにつれ、脳溢血は減り、脳梗塞が増える。70年代に入ると逆転し、90年代に入ってからは、脳溢血が10〜20％で横ばい、脳梗塞は80〜90％で90年代半ばから急に増加している。

なぜ昔は、これほど脳溢血が多かったのか？

それは、戦後の日本は、非常に栄養状態が悪かったからである。今で言うと、難民のたくさんいる発展途上国並みで、とくに敗戦から数年は、食料を占領国アメリカの救援に頼っていたほどだった。

栄養が悪いため、血管がもろく、高い血圧に耐えられなかったのである。

また昔は、肉体にかかるストレスも強かった。農作業や土木作業も、今のように機械を用

脳卒中死亡の内訳の変化

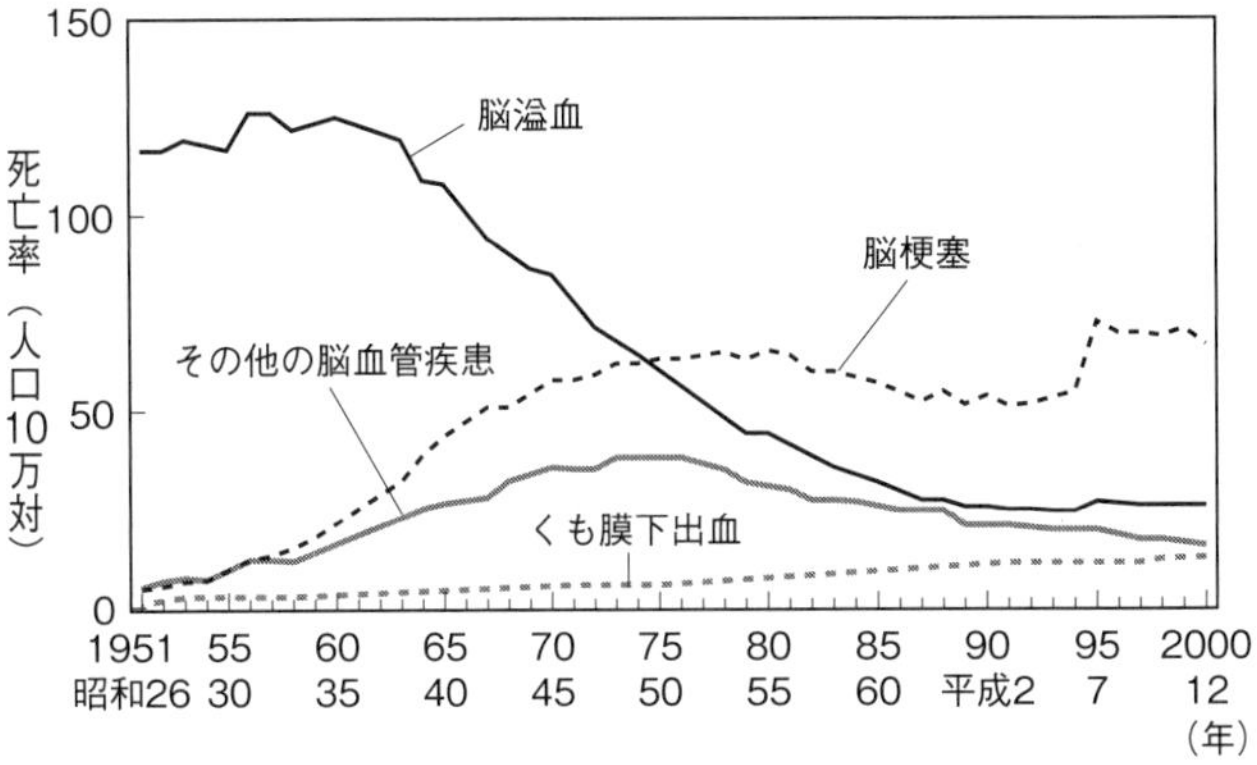

（厚生労働省「人口動態統計」より作成）

いず、ほとんど人力に頼っていた。家事も電化製品などなく、掃除や洗濯はすべて人の手で行っていた。

血管がもろいうえに、強い肉体のストレスが加わって、たやすく血管が破れていたのである。そのため、脳溢血が多発していたのだ。こうして、「高血圧＝《イコール》脳卒中で倒れる」というイメージが医者や国民の間に広まったのである。

実際、昔は、脳溢血で倒れた人の話をよく聞いたものだ。

今では栄養が改善され、肉体労働も軽くなり、脳溢血は脳卒中の1～2割ほどまで減っている。にもかかわらず、「高血圧＝脳卒中」というイメージだけが、しぶとく生き残り、脳溢血予防のために、何千万人もの人が降圧剤を服用しているのである。

予防の対象が、〝昭和〟で止まっているのだ。

「脳卒中」という箱の中身は、降圧剤によってリスクの減る「脳溢血」から、リスクの増える「脳梗塞」に入れ替わっているのである。

それなのに、なぜ高血圧の基準値をどんどん下げ、降圧剤を飲ませようとするのか？

理由は、言うだけ野暮《やぼ》だろう。

私は「血圧の薬は絶対にダメ！」とは言わない。血圧を下げれば、確かに脳溢血のリスクは減るからである。しかし一方で、脳梗塞になる確率は、間違いなく高まる。

患者に降圧剤を出す時、私は必ず、ここで述べたことを説明するようにしている。

公正な実験が打ち切られた理由

「高血圧は危険だから、下げなければいけない」と、多くの医療関係者は口々《くちぐち》に言う。

これを平たく言えば、「血圧を下げると、長生きできる」ということである。

本当だろうか？

降圧剤を飲むことで、はたして寿命が延びるのか？

この問いほど、事の本質に迫るものはない。同時に、降圧剤を飲ませたい人たちにとっては、イエスとノーでは雲泥《うんでい》の差がある。

これは、臨床試験を行えば一番はっきりする。しかし、降圧剤のように何年も飲み続ける薬の場合、簡単にはいかない。何千人も被験者が必要になり、期間も長くなる。実験を行うには、莫大な費用を要する。

また、正確な結論を出すためには、偽薬《ぎやく》（デンプン入りのカプセル）を使わなければならない。本物の薬を使うグループと偽薬を使うグループを比較して、はじめて精度の高い結論が得られる。本物の薬を使うグループと偽薬を使うグループを比較して、はじめて精度の高い結論が得られる。薬が本物か偽物かは、医師にも被験者にも知らせない。わかると先入観ができ、症状や判定に影響が出るからだ。

日本で高血圧は国民病とされ、これほどうるさく言われるにもかかわらず、驚くべきことに、偽薬を用いた本格的な臨床試験は、ほとんど行われていない。欧米では、何度も行われている。

ただし日本でも、一度だけ行われたことがある。いや、行われたという言い方は、正確で

	降圧剤	偽薬
	105人	91人
脳梗塞	8	5
心筋梗塞	2	2
ガン	9	2
一過性脳虚血発作	1	1
その他偶発症	5	3
合計	25 (23.8%)	13 (14.3%)

実験を中止した人のうち、重い病を発症した人の内訳
(浜六郎『高血圧は薬で下げるな!』より)

はない。マスコミの横やりが入り、途中で止《や》めてしまったからである。にもかかわらず、その試験は、信用に値する、非常に精度の高い結論をもたらした。

厚生省の事業の一環として行われた実験が、それである。1992年から70歳以上の高血圧患者2000人を追跡調査し、98年に打ち切られた(結果が得られたのは、329人)。

これは製薬会社ではなく、研究者の主導で行われた。

製薬会社が主導して行う実験は、自身に都合のいい偏《かたよ》った結論になってしまうことは、すでに述べた通りだ。一線を越え、データの捏造《ねつぞう》が行われることもある。

そうした意味でこの実験は、公正を期した、実に貴重なものといえる。

この実験では、被験者を二つのグループに分け、一方には血圧が150/90未満になるように降圧剤が使用された。処

方された薬は、日本でもっとも多く服用されているカルシウム拮抗剤《きっこうざい》である。

調査の際、被験者の最大血圧が2度続けて180を超えたりした場合は、ただちにその被験者を外し、治療を施すようにした。

その結果、降圧剤を使用した人としなかった人のあいだに、死亡率の差はなかった。脳卒中や心筋梗塞などの発症率にも、差は見られなかったのである。

これは、高齢者に降圧剤は、効果がないことを示している。

それだけではない。ガンの発症率は降圧剤を使用したグループのほうが高いという結果が出たのだ。

研究者や製薬会社の期待とはうらはらに、降圧剤の副作用が強調される結果となってしまったのである。

しかし、試験中に一部のマスコミから、「高血圧患者に対して偽薬を使うのは問題だ」と非難の声が上がり、中止されてしまった。

確かに、偽薬の使用は、議論の分かれるところである。しかし、問題があると言うなら、初めからそう言えばいいのだ。なぜ、途中から言い始めるのか、理解に苦しむ。

もし、最後まで続けていたら、製薬会社にとって、さらに不都合な結果が出ていたからと言われても仕方あるまい（この項は、浜六郎『高血圧は薬で下げるな！』に多くを拠《よ》っている）。

降圧剤を飲むと、ガンになる

なぜ降圧剤を飲むと、ガンが増えるのだろう？

理由は、血圧を下げる仕組みにある。

降圧剤にはいくつかのタイプがあるが、ここではカルシウム拮抗剤《きっこうざい》について述べておきたい。これは先ほどの実験でも用いられた、日本で一番多く飲まれている種類である。

血圧とは、血液が血管の壁を押している力（圧力）のことだ。

同じ血液の量でも、血管が広ければかかる圧力は低くなる。逆に血管が狭くなっていると、圧力は高くなる。

血管の壁は、平滑筋《へいかつきん》という筋肉の層でできている。それが必要に応じて収縮や弛緩をすることで、血管の太さを調整しているのである。

例えば、興奮したり緊張したりすると、アドレナリンという物質が分泌される。アドレナリンは、脳や筋肉の血管を広げる作用がある。それらに大量の血液を送ることで、体は闘争や逃亡に備えているのだ。これは一種の本能であり、人間が動物であることを示している。

逆に血管を収縮させる代表的なものは、タバコに含まれるニコチンである。吸いなれない人がタバコを吸うと、クラクラするのはそのためだ。

血管の収縮には、カルシウムが大きく関わっている。

あらゆる細胞の表面には、カルシウムが出入りする小さな穴（カルシウムチャンネル）が開いている。カルシウムがここを通過することで、電気的な変化が起こり、血管は収縮する。つまり、血圧が上がるのだ。

カルシウム拮抗剤は、このカルシウムチャンネルをふさぐ効果がある。そのため血管は収縮することができず、広がったままになる。そして血液が流れやすくなり、血圧が下がるのである（62ページの図参照）。

例えるなら、いつも交通渋滞を起こしていた狭い道を、拡張工事によって広げるようなものだ。同じ交通量でも、道幅が広ければ流れはスムーズになる。

降圧剤（カルシウム拮抗剤）が血圧を下げる仕組み

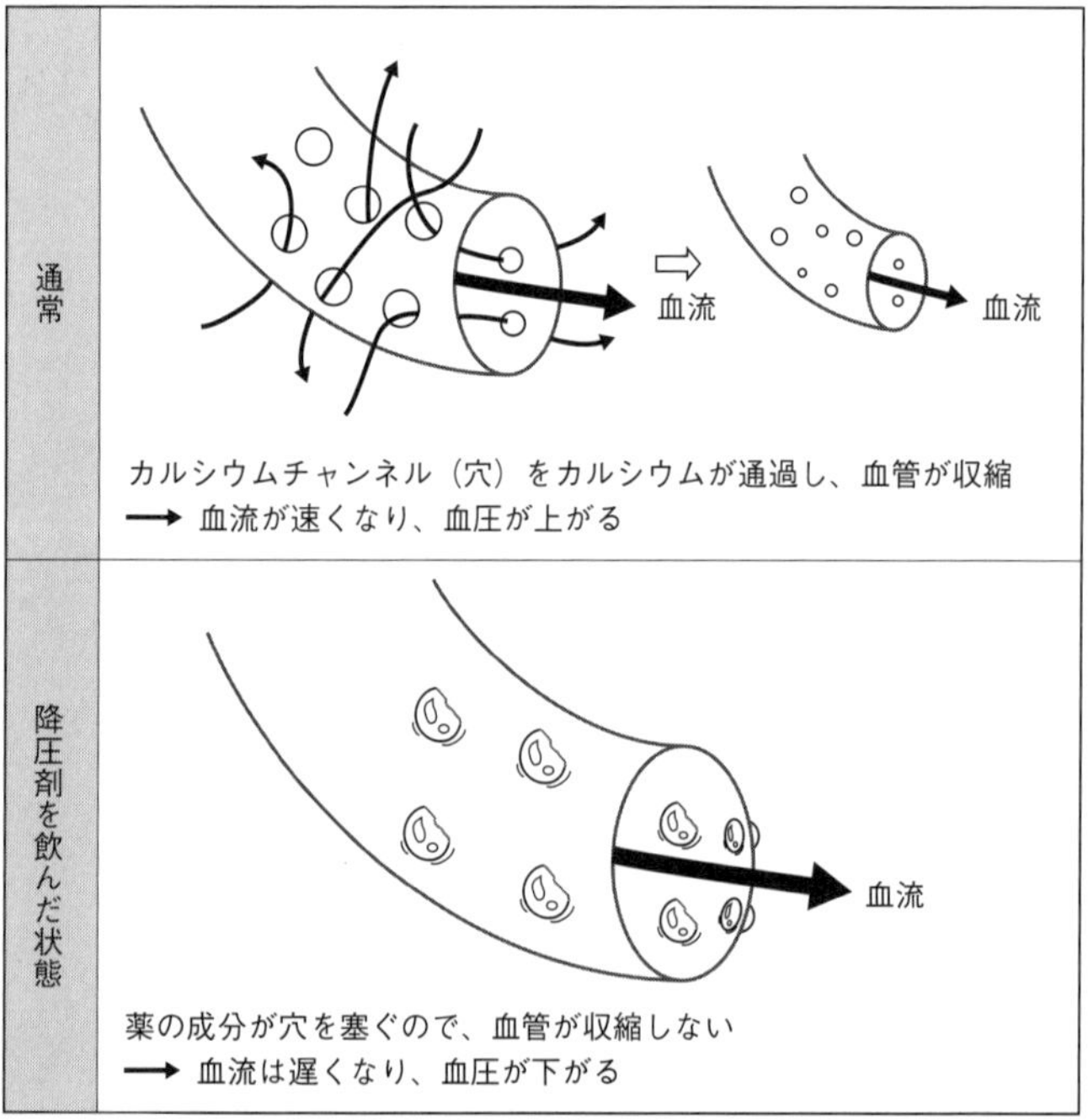
通常
血流
血流
カルシウムチャンネル（穴）をカルシウムが通過し、血管が収縮
→ 血流が速くなり、血圧が上がる
降圧剤を飲んだ状態
血流
薬の成分が穴を塞ぐので、血管が収縮しない
→ 血流は遅くなり、血圧が下がる

ところが、カルシウム拮抗剤には大きな問題がある。

カルシウムチャンネルは、血管だけでなく、体中すべての細胞にあるものだ。降圧剤により、そこをふさいでしまうと、細胞が十分に機能しない可能性がある。

このことで、何よりよくないのは、免疫細胞がきちんと働かなくなることだ。免疫細胞は、体に入ってきたウイルスなどをやっつけてくれる。それだけでなく、体内に出現したガンや、ガンに発展しそうな異常細胞を見つけ、消し去ってくれる。

カルシウム拮抗剤は、免疫力を弱めてしまう。そのため、普通なら摘み取っていたガンの芽を放置してしまうのだ。

１９９３年の茨城県の調査によると、降圧剤を飲んでいる人は、飲んでいない人に比べて、ガンによる死亡危険度が１・14倍。しかも、男性に限ると１・３倍大きいという結果が出ている。

免疫力の低下によって、増えるのはガンだけではない。もとより、ほかのさまざまな病気も引き起こす。

このような観点からも、私は降圧剤をできる限り控えるべきだと考える。

薬で下げたら、認知症になった

今年で80歳になるBさんは、私が血圧の薬をやめさせた患者の一人だ。定期的に、私の診察を受けていたが、特に問題なく元気に暮らしていた。

しかし、1年ほど前から、Bさんはぱったりと姿を見せなくなった。私は変わりがなければいいがと心配していた。

そんなある日、Bさんの娘さんが診療所にやってきた。娘さんの診察を終え、「ところでBさんはお元気ですか？」と聞くと、

「実は、そのことで先生にご相談がありまして……」と言う。

聞けば、Bさんは最近めっきり足腰が弱り、遠い私の診察所まで通院するのが大変になり、近所の病院に通っている。その病院で血圧を測ったところ、160ほどあり、降圧剤を飲み始めたのだという。

「最近、母の様子がおかしいんです。一日中ボーッとしていると思ったら、夜中にごそごそと探し物をしたり、落ち着かなそうに家の中をうろつきまわったり。物忘れもひどいです。もう年だから、ボケてもしかたないんでしょうか？」

私はピンと来た。

「それは降圧剤の副作用ですよ。薬で無理に血圧を下げたら、脳にきちんと血が回らなくなってしまう。だから年寄りは、降圧剤を飲んじゃいけないんです」

認知症は、脳の血流が悪くなることが、一因である。無理に血圧を下げると、認知症が起きやすくなるのだ。

娘さんは、私の言う通り、Bさんに降圧剤を飲ませるのをやめた。それからしばらくして、Bさんがもとの元気な姿に戻ったことを、満面の笑みで私に伝えてくれた。

高齢者の血管は、総じて動脈硬化を起こしている。これは顔にシワが増えたり、髪が白くなったりするのと同じ老化現象であり、自然なことだ。細く、硬くなった血管に血液を通し、体の隅々《すみずみ》まで栄養と酸素を送るためには、高い血圧が必要なのである。

高齢者の高血圧は、生命を維持するための、理にかなった反応なのだ。

滋賀医大の上島弘嗣教授が行った研究の中に、降圧剤の服用と高齢者の自立に関する大変興味深いデータがある。

この研究は、１９８０年に国民栄養調査の対象となった人を14年間にわたって追跡調査したものだ。

これによると、血圧１４０を境に、高齢者の自立度は低下してゆく。つまり、血圧が高いほど、寝たきりになったり、認知症になったりする人が多いということだ。

最大血圧値と自立者の割合（男女合計）

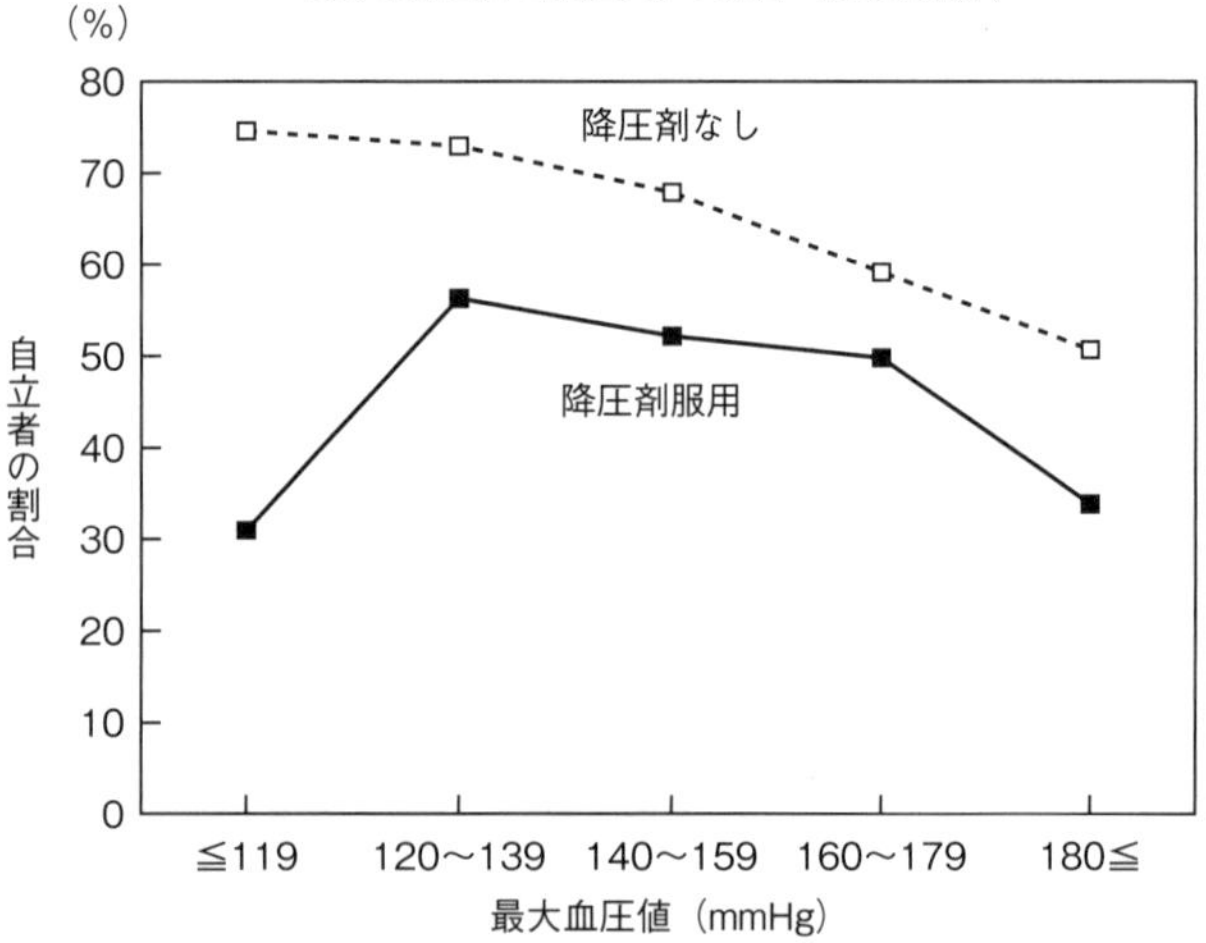

（浜六郎『高血圧は薬で下げるな！』より）

この結果だけを見ると、やはり血圧が低いほうがいい、１４０を超えたら薬で下げなければいけないと思うかもしれない。

しかし、この研究には、降圧剤を服用した人としない人との比較もある。それによると、血圧がいくつでも、降圧剤を飲まない人のほうが、自立度が高いのである（上のグラフ参照）。

特に薬で１２０未満に下げている人では、明らかに自立度が低くなる。

医師の中には、血圧は低ければ低いほどいいと考えている人もいる。年齢にかかわらず、１００以下にすべきだという人もいる。とんでもないことだ。

とりわけ高齢者は、薬で血圧を下げることは、危険なのだ。血圧が下がっても、認知症や寝たきりになってしまっては、元も子もない。

高齢者は、多少血圧が高くても、薬で下げないほうがいい。

高齢者の健康を考えるとき、自立はとても重要である。自分で食事や排泄、着替えなどができることは、生活の基本をなす。血圧を下げたせいで寝たきりになり、人の世話になることもありえるのだ。

なぜ、降圧剤を飲むと自立度が下がるのだろうか？

薬で無理に血圧を下げると、脳の血流が悪くなる。実際、降圧剤を飲み始めてから、頭がボーッとしたり、忘れっぽくなったりするという話をよく聞く。

立ちくらみがしたり、足元がふらついたりすることも多い。そうなると、転びやすくなる。

高齢者が寝たきりになる原因で、一番多いのは転倒による骨折である。

骨折し、ベッドで寝ているうち、認知症を発症することもしばしばだ。認知症は、歩行など体の動きに障害が出ることも多く、寝たきりになりやすい。

降圧剤には認知症以外にもさまざまな副作用がある。降圧剤はいくつもの種類があり、種類によって、副作用もいろいろだ。

例えば、古くから使われているチアジドという利尿剤系の降圧剤では、尿酸が溜まりやすくなり、痛風の原因になることがわかっている。また、日本でもっとも多く使われているカルシウム拮抗剤で、ガンによる死亡率が高まることは、先に述べた通りだ。

他にも、空咳《からせき》、歯肉《しにく》のはれ、吹き出物、便秘、むくみといった軽度なものから、脳梗塞、心不全、糖尿病など重いものまで、さまざまな副作用が確認されている。

どんな薬にも、作用と副作用がある。効果のある薬ほど、副作用も強烈だ。薬を飲む際には、そのことをよく考えなければならない。

血圧は加齢とともに上がる

基準値の大幅な下がり方に劣《おと》らず問題なのは、年齢による血圧の違いを無視してしまったことだ。

1960年代頃まで、血圧の基準値は、年齢プラス90。私の学んだ医学部の教科書にもそう書いてあった。これに従うと、60歳で１５０、70歳で１６０、80歳で１７０ということになる。

血圧が加齢とともに上がるのは、医学の常識である。それなのに、20代以上はすべて「成人」でひとくくりにし、20代でも80代でも同じ基準で判定するのは、常識外れもはなはだしい。

なぜ、こんな乱暴なことをするのか、ここまで読まれた方は、もうおわかりだろう。年齢ごとに基準値を設けるより、一括したほうが「患者」の数が増えるからである。そして基準値は、できるだけ低く設定すればいいのだ。

こんな詐欺に等しいやり方が堂々とまかり通るのが、今の医療なのである。

年を取ると誰でも白髪が増えたり、皮膚がたるんでシワができたりする。同じように加齢現象は、目に見えない体の中でも起こっている。内臓の機能が弱り、若い頃と同じようには食べられなくなる。軟骨もすり減って、膝や股関節に痛みが出てくる。

私自身70歳を超えてからは、たくさん食べると胸焼けを起こすようになった。どんなに急いでいても、駅の長い階段を2段飛ばしで駆け上がるようなこともできなくなった。だからといって、誰も私を「病気」だとは言わない。自分で「ああ、年を取ったな」と思うだけである。

同じように、血管も年を取ると硬くなる。柔軟性や弾力性を失ってしまうのだ。つまり、「動脈硬化」である。動脈硬化は、血管の加齢現象なのだ。

動脈とは、心臓から送り出される血液が通る血管のことである。動脈によって末梢《まっしょう》まで届けられた血液は、静脈を通って心臓へと還《かえ》る。

通常、動脈は血液の量にあわせてしなやかに血管を拡張・収縮させながら、心臓や脳などの臓器や、筋肉などの組織に必要な酸素や栄養の供給を行っている。手首や首で「ドクン、ドクン」と脈が感じられるのは、動脈に弾力性があるからだ。

心臓から押し出された血液は、わずか25秒の間に全身を駆け巡る。血液が流れる速さは、時速約216㎞。曲がりくねった血管を、血液は新幹線なみの速さで駆け抜けているのだ。動脈は弾力性の高い壁で衝撃を吸収することにより、血液の流れる勢いに耐えているのである。

しかし、年を取ると、血管は柔軟性を失って硬くなる。体はコレステロールや中性脂肪などを血管壁に付着させることで、血管が破れないよう補強しているのである。「動脈硬化」は、理に適《かな》った体の反応なのだ。

動脈が硬くなると、拡張・収縮しにくくなり、それだけ血液を送りにくくなる。脳や手足の隅々まで血液を送るために、心臓は血圧を上げて、勢いよく血を送り出しているのである。

年を取るほど、動脈硬化は進む。それに応じて心臓も血圧を上げる。

加齢によって血圧が上がるのは、当然なのである。それを薬で下げたら、脳や手足の先に血が回らなくなって、ボケたりふらついたりしてしまう。

実際、降圧剤を飲んでいる人に服薬を止めてもらうと、ほとんどの人が「頭がすっきりした」という。めまいや手足のしびれがなくなったという人も多い。

180でも大丈夫

先日、80代の女性が診察にやってきた。見たところ、顔色もよく、どこも悪そうなところはない。

「先生、動脈硬化はありませんか？」女性は不安そうに言う。70〜80歳になれば、動脈硬化はあって当たり前である。シワ一つないおばあさんがいないのと同じように、動脈硬化を起こしていない高齢者はいない。

私が「全身動脈硬化ですよ。動脈硬化が服を着て歩いているようなものです」と言うと、彼女は目を丸くして、

「えっ！　何か薬をください」

「動脈硬化は加齢現象ですよ。もろくなった血管を守るために、コレステロールで補強しているんです。病気ではありませんから、薬で治るものではありません。それだけ血管ががんばっているんです。元気な証拠ですよ」

こう私が説明すると、女性は納得してくれた。

加齢現象は病気ではない。それは動脈硬化も高血圧も高コレステロールも同じである。薄毛や白髪に対して、「薄毛症」や「白髪症」とは誰も言わない。にもかかわらず、血圧が高いと「高血圧症」、コレステロールが高いと「高脂血症」と言う。加齢現象に、病気を意味する「症」を付けること自体、おかしいのだ。

どうしても何かを付けたいなら、「症」ではなく、「状態」にすればいい。「高血圧状態」「高脂血状態」、これなら中性的で、病気の意味から離れられる。

また、ある70代の男性は、

「夜おしっこで目が覚めるんです。若いときは朝までぐっすり眠れたのに、今は2〜3時間後には必ず起きてしまいます」と言う。

私は「一回の量はどのくらいですか？」と聞いた。尿が極端に少ない場合、膀胱が敏感になっている可能性がある。しかし男性は、

「一回の量が少ないわけではなく、200〜300ccちゃんと出るんです」と言う。

「心配ありませんよ。それは齢《とし》のせいです」

若い時に、朝までぐっすり眠っていられるのは、抗利尿《こうりにょう》ホルモンの働きにより、睡眠中に腎臓の働きがコントロールされているからである。抗利尿ホルモンの分泌《ぶんぴつ》は、齢とともに減っていく。夜中にトイレで目が覚めてしまうのはそのためだ。

加齢現象は、誰にでもあるものだ。白髪やシワが薬で治らないのと同じように、動脈硬化や頻尿《ひんにょう》を治す薬はない。医者も患者もまずは「年齢」を考えるべきなのだ。

しかし、現代の医療は「年齢」を全く無視している。血圧やコレステロールの基準値に、年齢はまったく加味《かみ》されない。20代でも80代でも同じように、130以上は高血圧と判断されてしまうのだ。こんなバカな話はない。

血圧は、極端に下げられた今の基準より、昔の「年齢プラス90」のほうが、ずっとましである。これは長年患者を診《み》てきた、医者の実感として言えることだ。実情にかなっているのである。

130はいくらなんでも下げ過ぎだ。これではとてつもない数の健康な人まで、「高血圧症」ということになり、薬などで下げなければならない。愚劣《ぐれつ》にも、それを行っているのが、今の医療なのだ。

特に高齢者は、160〜180でも大丈夫である。加齢で硬くなった血管に血液をめぐらせるためには、そのくらい高い血圧が必要なのだ。

人間の体は、薬など及びもしない絶妙なコントロールを行っているのである。

（ただし、上が200を超えていたり、心臓に持病があったりする場合の薬の使用は、否定しない）

体の反応にはすべて目的がある

体の反応には、すべて目的がある。例えば、風邪を引いた時に熱が出るのは、体温を上げてウイルスを殺すためだ。

しかし、風邪で病院に行くと、当然のように解熱剤や抗生物質などが処方される。ほとんどの人が、深く考えもせずに飲んでいるのが現状だ。

風邪を引くと、体にはどのような反応が起きるのだろうか？

まず、風邪の原因は、ほとんどがウイルスである。ウイルスは、温度が低く、空気が乾燥しているほど活発になる。逆に暖かく、湿度が高い環境では活動力が弱まる。冬に風邪を引きやすいのはそのためだ。

呼吸などによって体内にウイルスが入ると、白血球など免疫を担当する細胞がかけつけ、迎え撃つ。ウイルスの侵入を防ごうと、咳やくしゃみで追い出そうとしたり、鼻水を出して粘膜への付着を防ごうとしたりする。

やがて発熱すると、皮膚を走る血管が収縮し、汗腺《かんせん》が閉じ、体から熱が逃げないようになる。また、筋肉を震わせることによって、熱の生産を促《うなが》す。風邪を引くとゾクゾクしたり、寒くもないのに鳥肌が立ったりするのはこのためだ。

体温が上がると、ウイルスとの戦いは俄然《がぜん》体が有利になる。ウイルスは温度が高いほど攻撃力が弱まる。一方、白血球などの免疫細胞は、体温が高いほど活発に働くようになるからだ。

風邪を引いたとき、子どもはびっくりするほど高熱を出す。39度、40度もざらである。しかし、安静にしていれば、1日か2日で治ってしまうことが多い。子どもが高熱を出すのは、免疫細胞が元気だからである。逆に、年を取ってくると微熱が続き、なかなか治らなくなる。

ウイルスが熱を出して体を苦しめているのではない。ウイルスと戦うために、体が体温を上げているのである。

解熱剤を飲むと体温は下がってしまう。つまり、ウイルスに加勢することになるのだ。

解熱剤の服用は、風邪を長引かせる。治りが遅くなる分、体力を使い、免疫力も下がってしまう。風邪のとき解熱剤を飲むことは、ふさがろうとする傷口を自ら広げるようなものなのである。

にもかかわらず医者は「38度5分になったら、飲みなさい」と、解熱剤を出す。解熱剤は悪いものという意識が医者にないのだ。血圧の薬も同様である。

命を守るため体は血圧を上げる

風邪を引いて医者にかかると、解熱剤と一緒に抗生物質を処方されることも多い。

抗生物質には、どのような効果があるのだろうか？

そもそも、抗生物質は「細菌」にしか効かない。大腸菌や赤痢菌などの細菌は、自分で細胞を持ち、分裂する微生物である。

一方、風邪やインフルエンザの原因である「ウイルス」は、細菌よりずっと小さく、自ら増えることができない。人間の細胞に入り込み、自身のコピーを作らせることで増えてゆく。抗生物質は細胞の増殖を抑える薬なので、ウイルスには効かない。「風邪の特効薬を発明したらノーベル賞もの」と言うのはそのためだ。

また、抗生物質は人間にとって有用な細菌まで殺してしまうため、善玉菌などにも影響し、常在菌のバランスを崩してしまう。そのため、下痢やカンジダなどの副作用が起こることもある。

風邪で抗生物質を飲むことは、百害あって一利なしなのである。それなのにたいていの医者は、抗生物質を出すのだ。

同じことが、食中毒などの下痢にも言える。1990年、埼玉県浦和市のしらさぎ幼稚園で、O－157の集団食中毒が発生した。汚染された井戸水を飲んだ319人の園児や家族、職員が発症し、不幸にも園児2名が亡くなってしまった。亡くなった2名は、下痢止めの治療を受けていたという。

医者の判断が間違いだったことは明らかだ。下痢を止めたせいで、毒素が体内にとどまり、園児の命を奪ってしまったのである。

下痢は悪いものを出そうとする体の反応なのである。この不幸な出来事以降、「下痢は止めない」ということが医学の常識になった。

人間も含め、すべての生物の課題は、「子孫を残すこと」である。その前には、自分という個体を守らなければならない。体の反応は、すべて「個体の命を守るため」に行われているのだ。

それは、地球における38億年の生物の歴史でもある。長い時間をかけて、生物は命を守るシステムを進化させてきた。進化の最先端にいる私たち人間は、歴史上最も優れた体のシステムを持っているのである。だから熱が出たり、下痢をしたりするのだ。もし、そのような反応がなければ、菌やウイルスに負けて、絶滅していただろう。

夏に汗をかくのは、汗を出して気化熱で体温を下げるため。冬に鳥肌が立つのは、毛を立てて空気の層を作ることにより、体温を保つためだ。

同じことが、血圧にも言える。高血圧の人は、体内で血圧を高くしなければならない何かが起こっているのだ。命を守るために、体は血圧を上げているのである。

原因と結果が逆

患者さんで、

「先生、頭が痛いんです。家で血圧を測ったら、１８０もあったんですよ」

と言う人がいる。たいていの医者は、

「頭痛は血圧が高いのが原因ですね。血圧を下げれば治りますよ」と薬を出すだろう。

確かに、薬で血圧を下げれば頭痛は治るかもしれない。しかし、それは一時しのぎに過ぎない。本来なら、「なぜ180になったのか?」を考えなければいけない。

多くの人が勘違いしていることがある。それは、「血圧が高いから頭が痛い」わけではないということだ。頭が痛いのは、「頭の中で何かが起こっている」からである。血圧を上げ、栄養や酸素を含んだ血液を大量に送ることで、体は頭痛を治そうとしているのだ。原因と結果が逆なのである。

また、ある患者さんは

「最近肩がこってしかたないんですよ。血圧を測ったら、170もありました。血圧が高いから肩がこるんでしょ?」と言う。

「違いますよ。肩がこっているから、体は血圧を上げて肩こりを治そうとしているんです。だからストレッチをしたり、姿勢に気をつけたりして、体をいたわってあげてくださいね」と伝えると、患者さんは「なるほど」と納得する。

しかし、多くの医者は「じゃあ、血圧の薬を出しましょう」と言うだろう。

なぜ頭が痛いのか？　肩がこるのか？　血圧が高いのか？　原因を全く考えようとしないのだ。医者の怠慢《たいまん》としか思えない。

体の反応に、無駄なものは一つもない。それなのに、血圧が上がることを悪と決め付け、せっせと薬を出しているのである。

２００２年の国民栄養調査によると、20歳以上の国民のうち、降圧剤を服用している人の割合は、成人で男性21・２％、女性20・４％だった。それが２０１１年の同じ調査では、男性30・１％、女性25・３％と増えている。60〜69歳だと男性36・６％、女性34・９％、70歳以上だと男性55・３％、女性49・５％にもなる。

10年間で降圧剤を飲む人が増えたのは、少しでも血圧が高いと、すぐに医者が薬を出すからである。

一方で基準値は、１８０→１６０→１４０→１３０と、どんどん下がり、そのたびに１０００万単位で「患者」が増えてゆく。

こうして「患者」がどんどん作られ、薬に莫大《ばくだい》な無駄遣《むだづか》いがされるのだ。この費用をほかに回せば、多くの病気を治したり、予防したりできるのに、何ともったいないことだろう。

適正な医療とは何か、考え直すべき時に来ている。

作家の五木寛之さんは、『林住期』の中で、こう書いている。

「血圧にしても、何度となく高血圧の基準が改定され、これまでなら正常と考えられた数値が異常とされるようになってきた。これを医学思想の進歩と手ばなしで礼賛することは、はたして正しいだろうか。最近の困った問題のひとつは、国民をやたらと病気にして、薬で治療させようという動きが、政治がらみで目立ってきたことだ」

見る人は、やはり見ているのだ。

薬を出すのは医者の保身術

血圧が少しでも高いと、医者はすぐに薬を飲ませようとする。しかも、「一生飲み続けなければいけません」と言う。

風邪などでも病院に行くと、たくさん薬を出されて、とまどったことのある人は多いのではないだろうか？

解熱剤、抗生物質、咳止め、鼻水止め、抗炎症剤、胃薬……それらが5日から1週間分となれば、かなりの量である。たいていは、飲みきる前に治ってしまうだろう。

中にはうがった見方をして、「医者はお金儲けのために、たくさん薬を出すのだ」「薬を出せば出すほど、医者は儲かる」と思っている人もいるのではないだろうか？

これは１９８０年代初め頃まではそうだったが、その頃から変わっていった。今は、薬を多く処方しても、医者は潤わない。薬の仕入れ値と売り値がほぼ一緒だからである。薬の販売価格は国で定められているため、儲けようと思っても無理なのだ。

昔は医者に行くと、そこで薬をもらっていたのに、30年ほど前から処方箋を受け取り、近くの薬局で薬をもらうようになった。

以前、医者は確かに薬で儲けていた。技術料は安く抑え、その分を薬の売り上げで補うような仕組みになっていた。これは公《おおやけ》にそう決まっていたわけではない。日本的な、ある種のしきたりのようなものである。薬を処方すればするほど、医者が儲かる時代があったのだ。

しかし、80年代ごろから「薬漬け医療」が取りざたされるようになった。医者は利益を出そうと、むやみに薬を出したり、なるべく高い薬で治療しようと患者を誘導したりすることが、問題視された。

そのため医者が、薬では儲からないシステムに変わったのだ。

今は、私も含め、町医者はどこも火の車だ。子どもに同じ苦労をさせたくないと、自分の代で病院を閉めてしまう医者仲間も多い。

以前は、何代も医者をしている家はよくあった。それは薬によって儲ける権利を、受け継いでいたということだ。その権利がなくなった今、医者はもう金持ちではない。

では、なぜ医者は、相変わらず薬をたくさん出すのだろう？

それはある種の保身といえる。

医師は、診断に迷うと、たくさんの薬を処方する。言葉は悪いが、「下手な鉄砲も数打てばあたる」ということだ。

風邪でも、わかりづらいことはよくある。結核、肺炎、百日咳、アレルギー性鼻炎などの初期症状は、風邪と非常によく似ている。

「標準治療」の存在も大きい。これは全国の医師に向けた、治療のマニュアルである。

例えば患者の血圧が高い場合、医者はマニュアル通り、「上１３０、下85未満」という数値に向けて、薬を処方する。そうしなければ、治療を怠っていると言われることもありえる。

しかし、医療の目的が、単なる数字合わせになってはいけない。マニュアルを優先し、患者の健康を顧《かえり》みなければ、医師として不誠実だと私は思う。

私は血圧が高い患者がきても、原則として降圧剤は出さない。風邪の人には、「薬では治りませんよ。安静にしているのが一番です」と言って帰ってもらう。

そのため、「あの先生は薬を出してくれない」「やぶ医者だ」と陰口をたたかれたり、時には面と向かって文句を言われたりする。私の頑固さに、看護師もあきれ顔だ。

でも、私はそれでいいと思っている。

第三章　血圧測定なんかいらない

血圧は個性である

「血圧は高いと悪く、低ければ低いほどいい」という世にはびこっている考えが、どれほどおかしいか、私はここまで述べてきた。まとめておくと、

① 下げられる一方の基準値が、まったくデタラメ。

② 血圧が加齢や体調によって高くなるのは、理に適《かな》った体の反応。

③ それを無理やり薬で下げるから、脳梗塞やガンなどの重大疾患が起きやすくなる。

今度は、別の視点から述べてみたい。

社交的で、休日も活発に動き回り、じっとしているほうが落ち着かないという人は、血圧が高い。逆に家で読書をしたり、テレビを見ていたりする時が一番の幸せという人の血圧は低い。

つまり、血圧は個性であるということだ。

個性は、人生を左右する。血圧はその人の生き方に、大きく影響するのだ。

血圧が高いから活動的な性格になるのか、低いから大人しい性格になるのか、それはわか

らない。「卵が先か、鶏が先か」と同じである。血圧も性格も人それぞれなのだ。

そうしたことを全く考慮せず、「誰もかれも130未満にすべき」とは、乱暴すぎる。すべての人の血圧を同じ基準に合わせようというのは、あまりに硬直的だ。血圧は性格と同様、人によって異なる。もっと柔軟にとらえるべきである。

さらに重要なのは、体はいつも一番いい血圧に調節してくれるということだ。オートマチック車のギアのように、自動的に変わると考えればいい。

例えば、駅に階段とエレベーターがあるとしよう。「健康のために階段を使おう」と思い、上り始めると、誰でも血圧は200近くまで急上昇する。「疲れているからエレベーターにしよう」という場合は、もちろんそのままだ。

血圧を上げなければ、「階段を上る」というハードな運動ができない。肉体的なストレスに応じるため、体は血圧を上げているのである。

血圧は一日の中でも大きく変化する。

夜熟睡しているときは、血圧は下がる。日中150くらいの人も、寝ているときには110くらいまで下がっているはずだ。

朝起きると血圧は上がる。日中の活動に備えて、体が準備しているためである。トイレに行ったり、歯を磨いたりするとまた上がる。

会社に行き、人と会ったり、仕事をしたりすれば上がる。部下を叱ったり、苦手な人と会ったりすれば、急上昇するだろう。精神的なストレスと闘うため、体が血圧を上げているのだ。

同じく座っていても、家でのんびりテレビを見ている時と、会社でデスクワークをしている時の血圧は全く違うのである。

よく、患者さんで

「朝測ったら130だったのに、待合室では140でした。どちらの血圧が正しいんですか？」と聞く人がいる。

これは非常な難問である。なぜなら、答えようがないからだ。

私はこう説明するようにしている。

「血圧は空に浮かぶ雲のように、とらえどころのないものなんです。一日のうちでもコロコロ変わるし、数歩歩いただけでも変化します。上がったり下がったりしながら、そのとき一番適した血圧に調節しているんですよ」

血圧は常に正しいのだ。その時々で異なる数値は、どれも正しい。逆に言えば、どれが正しいか、決めることはできない。

そもそも、ある時の血圧だけを見て、「高い」「低い」と言うこと自体が、おかしいのだ。多くの人は、健康診断で「血圧が高いですね」と指摘されて、治療を始める。しかし、健康診断で測った血圧は高くて当然だ。

まず、病院に行くこと自体が、ストレスである。痛い注射針を刺されて採血されたり、まずいバリウムを飲まされたりすれば、そのストレスでまた血圧は上がる。

そこへ無愛想な医者がやってきて、むんずと腕をつかみ、血圧を測れば高い値が出て当然である。「白衣高血圧」という言葉があるくらい、一般の人にとって、医者にかかることは相当な緊張を伴うのである。

また、少し神経質な人だと、医者や看護師に限らず、人がそばにいる所で測ると、それだけで高い値が出ることも多い。

朝測ることに根拠はない

医者にも問題がある。ほとんどの医者が、正しい血圧の測り方をしていないのだ。

高血圧治療ガイドラインには、血圧を測る時、「少なくとも15分以上安静にする」ことが推奨《すいしょう》されている。しかし、これをきちんと守っている医者が、一体どれだけいるだろうか。

医者は忙しく、次々と外来の診察をこなさなければならない。測定前に、安静の時間を設ける医者など、ほとんどいないのが実情だろう。

だからといって、「病院で測ると高くなるから、家で測りましょう」という意見にも、私は反対である。

なぜなら、「血圧を測っている」という時点で、もう平常心ではいられないからだ。テレビを見ながらリラックスしているときと同じ気持ちで、血圧を測れる人などいない。血圧計を手にした瞬間に、もう血圧は上がっているのである。そして、高いとまた測る。

中には、いちどきに何度も測る人もいる。そういう人の場合、たいてい測るほど血圧は上がっていく。

測るから、心配になるのだ。その心配が、血圧を上げる。要は、悪循環なのである。

測る時に関しても、私は強い疑問を感じる。

よく医者は、「朝、血圧を測るようにしてください」と言う。

それに対して、私はこう尋ねたい。

朝、測ることに、科学的根拠はあるのですか？

あるはずがない。根拠のないことを、なぜそれほど断定的に勧めるのか、私は不思議である。

朝測ることを勧めると、人は当然それが基準だと思うだろう。

しかし、朝は誰でも血圧が高い。体が、「さあ、これから活動するぞ」と血圧を上げ、日中に備えるからである。

逆に、食事の後は、だいたい血圧が下がる。風呂上がりや、排尿、排便の後も下がる。急に立ち上がった後も、下がることがある。

では、下がっている時に測るのが、いいのかと言えば、そうとは言えまい。

高い時がいいと言うなら、階段を上がったあとに測ればいい。

要するに、いつ測ればいいか基準はないのだ。それなのに医者はみんな、朝測ることを勧める。医者自身、理由がわかっていないのだ。

これでは、単なる慣習である。何となく、そうしているにすぎないのだ。慣習は科学ではない。そうした非科学的なものを元に、治療や指導が始まるのだから、ひどい話である。

血圧計は今すぐ捨てなさい

血圧と血圧計についての説明も、一応しておこう。

医者が使うのは、水銀血圧計である。それを使う際、医者は患者の腕に聴診器を当てる。何を聴いているのか、不思議に思う人も多いのではないだろうか？

現在、病院などで主流になっている水銀計での血圧測定が始まったのは、約100年前。ロシアの軍医、ニコライ・コロトコフによって始められたことから、「コロトコフ法」と呼ばれている。

血圧を測るときは、まずマンシェット（ゴム袋の入った腕帯）で上腕の動脈を圧迫する。

血管を狭《せば》めて、一時的に血の流れを止めるためだ。

その後ゆっくりと減圧を行うと、血管が開いて、血液がドッと流れ込む。そのとき、押し潰された血管の中で血液の渦が生じ、血管壁にぶつかってドンドンという音（コロトコフ音）が聞こえる。最初に音が聞こえた時点の圧力を、最高血圧、「上の血圧」という。その後マンシェットの空気を抜いてゆくに従い、血管も広がってゆく。血液が通常通り流れるようになると、音も聞こえなくなる。その時の圧力が、最低血圧、「下の血圧」である。

血圧が２００もあるような高い人は、マンシェットをギュッと締めないと、なかなか血の流れが止まらない。圧力を緩めると、血がものすごい勢いで流れ込む。激しい渦ができるため、血管壁にぶつかる音も大きくなる、逆に低血圧の人は、血管音も小さい。

医者は聴診器で、この音を聞いているのである。電子血圧計の場合は、マンシェットの中に内蔵されたマイクによって、コロトコフ音を検出している。

血圧計の単位は「Hg」、つまり水銀である。血圧が１６０㎜Hgということは、水銀の柱を16㎝押し上げる力を持つということだ。水銀は水の13倍の比重をもつ。水で測った場合は16㎝×13倍。心臓は、約２ｍも水を噴き上げるほど強い力で、血液を送り出しているのである。

もし、水で血圧計を作ろうとしたら、2～3mの巨大な装置になってしまうだろう。よく、チャンバラ映画などで斬られた人がピューッと血を吹き上げるが、あれはあながちウソではない。それほど、心臓が血液を送り出す力は強いのだ。

しかし、水銀血圧計には弱点がある。医者や看護師でも、熟練の差によって誤差が生じやすいのだ。また、コロトコフ音そのものも、腕の太さなど人によって聞き取りにくいことがある。家庭で測る場合、マイクの位置のずれや周囲の雑音に影響され、正確な血圧を測るのは非常に難しかった。

ところが、1980年代半ばに、「オシロメトリック法」の登場によって、家庭用血圧計は大きな進歩を遂げた。

「オシロメトリック法」はコロトコフ音でなく、脈波《みゃくは》（脈を波形によってとらえたもの）をもとに血圧を判定する。血液は、心臓の鼓動にあわせて流れている。手首や首に指を当てると、脈を感じることができるのはこのためだ。マンシェットを緩めていくと、血流によって血管が膨らむ。「オシロメトリック法」は、この振動による微妙な圧力の変化をチェックすることで、血圧を測定しているのだ。

「オシロメトリック法」では、マンシェット自体がセンサーとなる。マイクも不要なためシンプルな構造になり、価格もずっと安くなった。家で測っても誤差が少ないことから、家庭用血圧計は爆発的に普及した。街中で見かける血圧計のほとんどは「オシロメトリック法」である。現在では2000〜3000円のものから、より正確な測定をうたった高価なものまである。

今では家庭用血圧計が、広く普及している。しかし、それに対して、私は身《み》も蓋《ふた》もない意見しかない。

血圧心配症の患者さんが来るたび、私はいつも同じことを言う。

「血圧計があるから心配になるんです。家で血圧を測っても、いいことは一つもない。血圧計なんか捨ててしまいなさい」

血圧が下がり切ると、人間は死ぬ

私のクリニックには、よくよその病院から患者さんが回ってくる。先日も、歯科医から紹介されたと、患者さんがやってきた。

「歯の治療の前に血圧を測ったら、200もあったんです。このままでは治療ができないから、血圧を下げてから来てくださいと言われました」と言う。

こんなおかしな話はない。歯の治療は、誰にとっても気の重いものだ。中には、歯科の診察台に座っただけで、緊張して背中にびっしょりと汗をかいてしまう人もいる。それほど歯の治療はストレスを伴うのだ。

ストレスは血圧を上げる。歯の治療前に血圧を測ったら、高い値が出るのは当然だ。体は心の影響を強く受ける。私のところに患者さんをよこした歯科医は、心と血圧の関係をわかっていないのだ。

また、眼科から来る患者さんもいる。

「白内障の手術をするから、血圧を下げてください」と言う。

手術という大きなストレスと戦うために、体は血圧を上げているのだ。それだけ、体が健康な証拠とも言える。血圧を上げられるほど元気だから、手術にも耐えられるということだ。

血圧が高いのが悪いなら、歯の治療や目の手術で血圧が下がった場合、いいと言えるのか。血圧が下がるのは、重大なことが起こったシグナルである。ショック、心筋梗塞、大出血……とにかく、大変なことが起こったのだ。

血圧が下がると、医者はぞっとする。目の前の患者が死ぬかもしれないのだ。しかし、血圧が上がっていれば、安心している。血圧とは、そういうものなのだ。下がるのが怖いのであり、上がっていれば何の心配もない。

本来、医者は、患者の血圧が下がることを心配する職業だったはずである。医者はみんな一度、原点に立ち返ってほしいと私は思う。

私が嘱託医《しょくたくい》を勤める老人ホームで、糖尿病の持病を持つおじいさんが朝食を取った後に倒れた。急いで駆けつけると、冷や汗をびっしょりかいて、意識が朦朧《もうろう》としている。これは大変だと思って、血圧を測ると、180ある。私は「ああ、よかった。大丈夫だ」と、ホッと胸をなでおろした。

血圧は脈拍、呼吸、体温、意識と並ぶ、バイタルサインだ。バイタルサインとは、人の命に関わる最も重要な情報である。

普段の血圧から40くらい低くなると、いわゆる「ショック状態」となる。全身の発汗、顔面蒼白、嘔吐、意識障害などが起こり、最悪の場合死に至ることもある。いうまでもなく、死んだら血圧はゼロだ。血圧が下がるということは、それだけ死に近づいていると言える。

「血圧を下げろ」と、医療関係者は連呼する。しかし、下がり切れば、人は死んでしまう。医療関係者は、このシンプルな事実からも高血圧を考え直すべきだ。

「低血圧」は儲からない

日本では、高血圧ばかりが問題になっているが、低血圧で悩んでおられる人もいる。やる気はあるのに体がだるい。疲れてすぐ横になりたくなる。病気ではないのに、そんな症状が続く場合は、低血圧のせいかもしれない。

低血圧の症状には、そのほか、めまい、頭痛、肩こり、耳鳴り、不眠、胃もたれ、吐き気、発汗、動悸《どうき》、不整脈などがある。

しかし、低血圧は高血圧に比べ、重視されていない。人によって症状が異なるため、貧血と勘違いされたり、うつ病や自律神経失調症と誤診されたりする場合もある。

低血圧の中で最も多いのが、原因がよくわからない「本態性低血圧」である。多くは体質的なものだが、遺伝による可能性もある。

ベッドから起き上がった時や、いすから立ち上がった時など、フラッとするのが「起立性低血圧」である。横になった状態から立ち上がったときに、最高血圧が20以上下がる場合には、起立性低血圧と診断される。

原因として、低血圧によって脳の血液量が減少しやすいことだけでなく、血圧を調節する自律神経の障害も考えられる。後者のタイプは、日ごろ低血圧でない人にも見られる。

病気や薬が原因で低血圧になることもある。人工透析を受けている人は、透析による除水や循環血液量の減少で、低血圧になることがある。

そのほか心臓の弁や血管などに異常がある疾患や、パーキンソン病、ガン、甲状腺異常などの病気でも、低血圧を引き起こすことが知られている。

「低血圧は、高血圧と違って長寿だ」とずっと言われてきた。しかし最近の研究では、そうともいえないことがわかってきた。

今井潤東北大教授らが40歳以上の約１０００人を24時間血圧計で測り、５年間追跡調査したところ、低血圧の人の死亡リスクが、高いことがわかった。脳梗塞や心筋梗塞など血管の病気のリスクは、さらに明白な数値が出たことから、「低血圧だと脳や心臓の血管が詰まりやすい」という結論になった。

高血圧は病気のリスクを高めるという通説とは、まったく逆である。

にもかかわらず、低血圧はなぜ軽視されているのか。それは、高血圧に比べて、圧倒的に人数が少ないからだ。5000万人を超える「高血圧症」に比べ、低血圧の人は潜在患者を含めても、約1600万人程度。しかも、普通はよほど重症でない限り、治療や投薬などは行われない。つまり、製薬会社にとって、低血圧はうまみがないのである。

こんなところにも、嘆かわしい事情が表れている。

コレステロールも嘘だらけ

血圧に関連するため、コレステロールの話も少ししておこう。

これがまた、血圧と同じく、嘘だらけなのだ。嘘を糊塗《こと》するさまざまな事情も、驚くほどよく似ている。

血圧の高い人は、たいていコレステロール値も高い。そのため多くの人が、降圧剤とコレステロール低下薬の両方を飲んでいる。

しかし実は、「コレステロール値が高いと動脈硬化を起こしやすい」という常識は、非常に疑わしい。

「コレステロール悪者説」は、二つの学説に支えられていた。

一つは、今から100年前の、ロシアの病理学者ニコライ・アニチコフによって唱えられた説。

ウサギに大量のコレステロールを投与したところ、コレステロールが血管に沈着して、動脈硬化が起こった。1913年、アニチコフはその結果をまとめ、「動脈硬化の原因はコレステロール」という論文を発表した。

しかし、アニチコフの説には、大きな問題がある。草食動物のウサギは、もともと肉や卵など、コレステロールを多く含む食品を食べない。それを無理に食べさせたら、ウサギが体を壊すのは当然である。そのデータを人間に適用することの不都合は、素人でもわかる。

これが「コレステロール悪者説」の、そもそもの始まりである。

もう一つ、「コレステロール悪者説」を支えていたのは、1970年代にアメリカのヘグステッドという学者たちが発表した説。

「食品中のコレステロールが100mg増加すると、血液中のコレステロールが6mg上がる」というものだ。

この説を発端に、「コレステロールの高い人は、卵や魚卵を控えるべき」という誤った常識が、世界中にはびこったのである。

しかし後に、食品によるコレステロール値は個人差が大きく、この説は成り立たないことがわかってきた。

「コレステロール悪者説」を支えてきた二本柱は、どちらももうない。にもかかわらず、幽霊のような説が、いまだに信じられているのである。

何の根拠もない「コレステロール悪者説」だけが、一人歩きをしているのが現状なのだ。

それなのに、2010年、コレステロール低下薬の売り上げは、年間3000億円。約1000万人もの人が「コレステロールを下げるために」薬を飲んでいるのである。

今の「メタボリックシンドローム」の基準によれば、220mg／dLを超えると、高いとされる。

一方、5万人を対象に、6年間行われた「日本脂質介入試験」は、とても興味深い。この試験は、コレステロールと、狭心症や心筋梗塞などの関係を調べたものだ。

調査の結果、死亡率が最も少ないのは、男女とも、コレステロール値が240～260のグループだった。

ここから考えて、220という基準は、明らかにおかしい。

また、コレステロール値が高すぎても低すぎても死亡リスクは高まるが、低いほうがより死亡率が高まることも判明した。

コレステロール値が低いほど、ガンによる死亡が多くなり、160未満のグループでは280以上のグループの5倍にもなる。

なぜ、コレステロール値が低下するとガンが増えるのだろうか？

ガンの芽は、私たちの体の中で日々生まれている。ガンなどの異常をいち早く察知して、退治するのは免疫細胞の役割だ。

コレステロール値が下がると、免疫細胞の働きが弱まる。これは科学的にも証明されている。

この仕組みを逆手にとって利用しているのが、臓器提供手術である。臓器移植では、拒絶反応が起こらないよう、免疫力をあえて下げる必要がある。そのままでは、移植した臓器は異物として認識され、免疫細胞によって攻撃されてしまうからだ。その抑制のために使われるのが、コレステロール低下薬なのである。

日本で最も多く使用されているコレステロール低下薬は、スタチン剤という。これは、非常に強い効果を発揮する。個人差はあるが、およそ１００も血液中のコレステロール値を下げることができるのだ。

そのため臓器移植で、よく用いられる。

コレステロール低下薬の免疫力を下げる効果は、医療現場で実証済みなのである。

また、コレステロール値が下がると、気力が低下してうつになるというデータもある。

ＪＲ東日本と帝京大学の共同研究によると、中央線で飛び込み自殺をした55〜60歳の男性の約９割が、コレステロール低下薬を飲んでいたというのだ。

一方、薬でコレステロール値を下げた人が長生きしたという論文は、世界に一つもない。

血圧と同じようなただの数字合わせが、コレステロールでも行われているのである。

なぜ女性のほうが長生きか

統計的には、コレステロール値が２４０〜２６０の人が一番元気で長生きしているという結果が出ている。

しかし私は、いくら高くてもかまわないと思っている。３００でも、３５０でも心配する必要はない。

なぜなら、血圧と同様、体は常に「命を保つために」最良の方法を取っているからだ。体が、コレステロール値を高くするのは、理由がある。体は体内のバランスを調整するために、懸命に努力している。それを人工的に薬で下げたら、不具合が起こるのは目に見えている。

私は「コレステロール値は高いほうがいい」と言っているわけではない。「高いコレステロール値を、薬で無理に下げてはいけない」と言っているのだ。

降圧剤で血圧を下げないほうがいいというのと、全く同じである。

我々の体は、60兆個の細胞と、600兆個の細菌からできている。

呼吸によって取り入れた酸素は、肺で化学反応を起こし、血液に溶けて全身に運ばれる。食べ物を胃や腸で吸収し、不要なものを便として排出するためには、腸内細菌による化学反応が必要不可欠だ。

「健康」とは、これらの化学反応がスムーズに行われていることをいう。それにより、体のバランスは保たれる。逆に、化学反応が滞《とどこお》ったり、過剰になったりするのが、体調不良や病気である。

人工的な物質である薬は、体内の化学反応にさまざまな作用を与える。不具合のある個所は、薬によって元に戻るかもしれない。問題はその後だ。

薬は、望ましい所だけに働くのではない。望ましくないほかの所でも、いろいろな反応を引き起こす。これが副作用である。

体にとって薬とは、秩序を乱す侵入者にほかならないのである。薬とはまさに、「毒をもって毒を制する」ものなのだ。

医者はよく効く薬を、「キレがいい」と言ったりする。考えてみれば、これは怖いことだ。その「キレ」により、正常な流れまで断ち切ってしまうからだ。諸刃《もろは》の剣《つるぎ》とは、このことだ。

私たちは、薬に対して無防備すぎる。これは薬信仰の強い日本人に、特に言えることだ。

薬は必要最低限に抑え、できるだけ自然治癒力に頼る。

これが私たちの取るべき、正しい姿勢である。

とりわけ降圧剤やコレステロール低下薬は、ほとんど不要な薬だ。それらは病気ではないものを「〜症」だの「病気のリスクが高い」だのと言い立てることで、利益を得ようとする勢力の都合により、開発された薬である。

実際、コレステロールは、生命を維持するために欠かせない物質の一つである。

人間も含め、動物はおしなべてメスのほうが長生きだ。これは、世界のどの国、どの時代でも同じである。２０１２年の調査でも、日本人男性の平均寿命は79・94歳なのに対し、女性は平均86・41歳。女性のほうが7年も長い。

生物はもともとメスのほうが丈夫にできている。

女性のほうが健康で長寿なのには、女性ホルモンが大きく関わっている。

女性ホルモンは思春期の頃から卵巣で生産、分泌される物質で、生殖のための準備を整え、女性らしい体を作る役割を持っている。女性ホルモンの量は20代の頃にピークを迎え、更年期になる40代半ばあたりから減少し、やがて分泌されなくなる。

女性ホルモンには、血液の流れを良くしたり、血管壁を柔軟にしたり、血管を保護するなどのさまざまな効果がある。

そのため、40代まで、女性の血管は男性よりはるかに若く保たれているのである。事実、女性は心筋梗塞や脳卒中になる確率が非常に低い。

脳卒中で死亡する女性は、全体で男性の2分の1以下。心筋梗塞などの心臓疾患のリスクは男性に比べ、60代女性で約3分の1、70代女性でも約2分の1である（２００5年厚生労働省人口動態統計）。

一方、男らしさの元である男性ホルモンには、免疫力を低下させる副作用がある。ネコなどの動物の場合、去勢《きょせい》によって睾丸《こうがん》を摘出すると、けがや病気をしにくくなるため、人間の年数にすると約10年長生きすると言われている。

仕事のストレスや、職場での事故などの社会的要因だけでなく、男性は生物的に見ても、女性より短命にできているのだ。

この男性ホルモン、女性ホルモンの材料となっているのがコレステロールである。

一般に、男性より女性のほうがコレステロール値は高い。それは、妊娠、出産という大きな事を行うために、高いコレステロールが必要だからである。見方を変えれば、コレステロールによって女性の体は守られていると言える。だから寿命も長いのだ。

にもかかわらず、コレステロールの基準値に、男女差はない。そのため日本では、7対3の割合で、女性に多くコレステロール低下薬が処方されている。

欧米では、女性に対してコレステロール低下薬は処方されない。脳卒中や心臓疾患などになる確率よりも、薬の副作用により肝臓疾患やガンになる可能性のほうがずっと高いからである。

欧米では「閉経前、まだ月経がある女性は、コレステロール値が高くてもコレステロール低下薬などの薬を飲む必要がない」ということが常識になっている。

また、閉経後の女性に対しては、「糖尿病、喫煙という危険因子が重ならない限り、薬物治療の必要はない」とされている。

コレステロール低下薬を女性に処方することは、世界の非常識なのである。

コレステロールは命のもと

1960年代あたりから、「脳卒中」での死亡のうち、「脳梗塞」が増え、「脳溢血」(脳出血)が激減しているという話を、第二章でした。

「脳溢血」の原因は、喫煙、肥満、高血圧、運動不足などのほかにも、労働条件やストレスなどの社会的、精神的要因が大きく関わっていると言われている。

1950年代と現代を比べた時、大きく変わったのは、社会的要因ではないだろうか?

昔は田植えも稲刈りも、すべて手で行っていた。土木作業員は、映画『黒部の太陽』のように、泥だらけになりながらツルハシとシャベルで土を掘っていたのである。家事も重労働だ。洗濯一つとっても、洗濯板でゴシゴシとこすらなければいけない。しかし、今は電気製品などの発達で、体への負担は飛躍的に軽くなった。

もう一つは、栄養状態の改善である。昔は貧しいためコレステロール値が低く、血管がもろかった。食べ物が豊かになったことで、コレステロール値が上がり、血管が丈夫になったのである。

私がこの話をすると、多くの人は、

「え？　コレステロールって血管をもろくするるんじゃないんですか？」と驚く。

血圧と同様、コレステロールも、大きく誤解されている。「血液がドロドロになる」「血管にへばりついて、動脈硬化を引き起こす」という恐ろしいイメージだけが、一人歩きしているのだ。

体の中に、自然に生じるもので、無駄なものは一つもない。コレステロールは、私たちの体内で非常に重要な役割を果たしている。

私たちの体内には、たくさんの脂質がある。脂質というと、皮下脂肪や内臓脂肪といったマイナスのイメージを持たれがちだ。しかし実は、脂質は炭水化物、たんぱく質などと並び、生命にとって不可欠な成分なのである。コレステロールは、主《おも》だった脂質の一つだ。

人間の体は、何十兆個もの細胞の集まりである。細胞のひとつひとつは、細胞膜に包まれることで形を保っている。

それらすべての細胞膜の材料になるのが、コレステロールなのである。血管も細胞できている。コレステロール値が上がると、血管が丈夫になり、破れにくくなる。だから昔に比べて、「脳溢血」が減ったのだ。

コレステロールは、人間の体をつくる材料の一つであり、なくてはならないものなのである。

なのになぜ、多くの人が「コレステロールは悪者」というイメージを持っているのだろうか？

それは、健康診断の弊害ではないかと思う。健診には、必ず脂質検査が含まれている。

現在、厚生労働省の定めるコレステロールの基準は、２２０mg／dL。それより少しでも高いと、「脂質異常症」と診断されてしまう。

「脂質異常症」は、以前「高脂血症」と呼ばれていたものだ。低コレステロールの人まで「高脂血症」と呼ばれるのはおかしいと、２００７年に「脂質異常症」と改名された。

２０００年の厚生労働省循環器疾患基礎調査によると、中性脂肪やコレステロールが高い脂質異常症の人は、全国で約２２００万人。50代の男性の２人に１人、女性では60代の３人に１人が脂質異常症と言われている。

しかし実は、２２０という基準は、ヨーロッパやアメリカのデータをもとに導き出されたものだ。体質も食生活も違うのに、コレステロール値は同じにするのは、どう考えてもおかしい。

また、コレステロール値が少しでも高いと、「食事に気をつけましょう」と言われる。卵や魚卵はダメ、肉や牛乳も控えましょうと指導されるのだ。

実は、約80％のコレステロールは肝臓をはじめ体内で作られる。食べ物から作られるのは、２割にも満たない。

しかも、食事制限をして食べ物からの摂取が減ると、肝臓は体内のバランスを一定に保とうと、せっせとコレステロールを生成する。食べたいものを我慢したとしても、コレステロール値はほとんど下がらないのである。

私は「コレステロール値はいくら高くてもよい」と考えている。血圧と同じように、体はそのときに一番よい値に調節しているのだ。

コレステロールなど気にせず、好きなものを食べたらいいのである。

第四章　マイナス思考は万病のもと

れやすいのだ。

目《め》新《あたら》しい言葉に人は引っかかる

一般の人は、健康や医療の情報に対して、とてもナイーブである。平たく言えば、だまさ

よく新聞に、ゲルマニウムを入れたブレスレットや首飾りの広告を見かける。これをつけると、肩こりが取れたり、ガンが治ったりするという。効果は実証されていて、有名スポーツ選手もつけているのだという。一つ、数万円から数十万円もする。一体、誰が買うのだろうと思う。しかし、買う人がいるから、高い費用を使った広告がしょっちゅう出ているのだ。

国民生活センターが調査したところ、ブレスレットにはごくわずかなゲルマニウムしか入っておらず、中には全く含まれていないものもあったという。しかし、たくさん入っていたとしても、ゲルマニウムが健康にいい影響を及ぼすという論文はないのだ。国民生活センターが業者に問い合わせたところ、ほとんど回答がなく、回答したところはデータを持っていなかった。中には逮捕された業者もいる。

なぜ、こんなものにだまされてしまうのだろう？

それは言葉の力によるところが大きい。

ゲルマニウムは、「マイナスイオン」を発生すると謳《うた》っているものが多かった。「マイナスイオン」という新しい言葉に、多くの人が引きつけられたのである。

少し前、「マイナスイオン」は大ブームになった。

「マイナスイオン」は、科学用語に聞こえるが、実はそうではない。化学でいう陰イオンと同じような印象を与えるが、実は何の関係もないのだ。マイナスイオンは健康にいいと宣伝され、それを発生するという掃除機や冷蔵庫の家電製品など、さまざまな商品が登場した。

２００２年頃、家電量販店はマイナスイオンの商品であふれ、マイナスイオンは流行語になった。

しかし、マイナスイオンに科学的根拠はなく、いわゆる疑似《ぎじ》科学であり、霊感商法と変わるところはない。今では、家電メーカー自身も、それを認めている。

どうして、こんなものに、世間は惑《まど》わされてしまったのか。

科学とは厳密なものである。マイナスイオンの商品が世に出始めたころ、科学者は「効果がある可能性は低い」という言い方をした。本当は「全くない」と言いたいところだが、科学に「絶対」ということはない。後に効果を裏付ける研究が出ることもありえる。そのため、このような言い方をしたのだ。「可能性は低い」が「可能性はあるかもしれない」に、そして「可能性はある」「効果がある」という具合に、都合よく解釈され、広まってしまった。

しかし、単なるデマでは済まされない。それによって利益を得る企業は、もちろん、あえてデマを広めようとしたのだ。

これは決して許されることではない。

「マイナスイオン」という科学を装《よそお》った言葉の力を、マスコミや宣伝を通じて増幅させ、詐欺に等しいことを行ったのである。

人々は、目新しく、科学的な感じのする言葉に引っかかってしまったのだ。

「生活習慣病」は言葉のトリック

テレビの健康番組でも、多くの人がだまされる。

以前、『発掘！　あるある大事典』という番組で、「納豆を食べると痩せる」という説を大々的に取り上げたことがある。納豆一パックの中には、大豆が40～50g入っている。カロリーに換算すると80カロリーで、茶碗半分のご飯に相当する。そんなものをたくさん食べて、痩せるはずがないのは、専門的な知識がなくてもわかるはずである。納豆の中に、痩せる成分などないのだ。

ところが放送の翌日、スーパーから納豆が消え、2～3週間は品切れだった。後ほど、「納豆を食べると痩せる」説は、捏造だったことが発覚し、番組は打ち切りになってしまう。

バナナダイエットなどというのも、そうだ。

納豆と同様、バナナの中に痩せる成分などない。そして、一本あたり、茶碗半分のご飯ほどのカロリーがある。朝昼晩1本ずつ、バナナしか食べないと、痩せる。しかし、ほかに食事をとったり、おやつを食べたりすれば、痩せないのはわかり切っている。

こうしたデマに、驚くほど多くの人が、コロッとだまされてしまうのだ。

カロリーの消費量が摂取量より多ければ、痩せる。逆なら、太る。子どもでもわかる、実に単純なことなのだ。

にもかかわらず、新しいダイエット法が次々と登場し、多くの人が飛びつく。愚にもつかないダイエット商法は、相変わらず活況を呈している。

ダイエットの場合、「納豆ダイエット」「バナナダイエット」など、名称そのものに新鮮な響きがある。

では、「高血圧」はどうだろう。

これはあまりに定着しているため、今では特に言葉の力は感じられないかもしれない。しかし、高血圧を気にする人が増え始めた80年代頃、この言葉が人々の口に上る際、当時話題になり始めた「コレステロール」と同様、人々を引きつける新しい語感があった。ことさらに危険視する文脈により、語感が変わったのだ。

高血圧との関わりでいえば、「生活習慣病」という言葉もそうだ。これは「成人病」の言い換えに過ぎない。それなのに言葉が変わると、新味《しんみ》が出て、マスコミが喧伝《けんでん》し、多くの人が気にし始める。一方で、「成人病」は、今や死語になった。言葉の中身は変わっていないのに、見事にすげ替《か》えられてしまったのだ。

「生活習慣病」という言葉が使われ始めたのは、1996年。およそ20年ほど前である。この言葉も定着したため、ずっと前からあるような気がする。いや、一度定着すると、いつが始まりなのか、誰も気にしなくなる。もとに戻って、検証する人など、いなくなるのだ。こうした知的怠慢《ちてきたいまん》により、さまざまな弊害が放置されたり、さらにひどくなったりする。

「生活習慣病」は、当時の厚生省が使い始めた言葉だ。

なぜ厚生省は、「成人病」を「生活習慣病」に言い換えたのだろう。それは「成人病」には、老化という自然現象によって起きるという意味が強いからである。

「成人病とは、成人になるとかかりやすくなる病気である」誰もがこのように受け取るにちがいない。

しかし、それでは都合が悪いことに、厚生省（国）は気づいた。自然に起こる病気なら、国が面倒を見なければならなくなる。老化によって生じる病は、高齢化社会になって、負担がかさむ一方だ。

どうすれば国の負担を減らせるか。

成人病が自然現象ではないというふうにすればいい。

そこで発明されたのが、「生活習慣病」である。成人病は老化ではなく、国民一人一人の生活習慣によって起こる。そういうふうにすれば、負担を国ではなく、国民に負わせることができる――。国はそう考えたにちがいない。

よく考えれば、実にわかりやすい誘導である。にもかかわらず、言葉の目新しさに惑わされ、まんまと国民は乗せられてしまう。何のことはない、こちらが割《わり》を食うだけなのだ。

メタボもアンチエイジングも大嘘《おおうそ》

もちろん成人病のすべてが、老化だというつもりはない。しかし、「生活習慣病」は、老化によるところが大きい。ましてやすべてが生活習慣によって起きるなど、とんでもないことだ。

しかし、これでもまだ飽き足らなかったらしい。

2005年になると、また新しい言葉「メタボリックシンドローム」に取って代わった。いい加減にしてくれと言いたくなる。

「メタボリックシンドローム」は、初めて聞いた時、医者でさえ意味のわからない言葉だった。そのような耳慣れない言葉で、煙《けむ》に巻こうという算段《さんだん》なのだ。これも功《こう》を奏《そう》し、流行語にまでなった。

当時、ＮＨＫの『きょうの健康』という番組では、５回連続で、「メタボリックシンドローム」の特集をしている。ほかにも官民一体となり、数多くのマスコミから発信された。

「メタボリックシンドローム」登場の３年後、「メタボ健診」なるものがはじまった。「メタボ」という言葉をはやらせたのは、健診を受けさせるためのキャンペーンだったのである。

このメタボ健診で、医療機関や製薬メーカーは、一体どれほど潤っただろうか。基準値を下げるという手法を存分《ぞんぶん》に用い（高血圧を上１４０↓１３０、糖尿病指標ＨｂＡ１ｃ値を５・８↓５・２など）、受診者のほとんどを病人、異常者に仕立てあげたのだから、儲《もう》からない訳がない。

その結果、国保をはじめ、健保の財政は食い散らされたのである。赤字になるのは、当然だ。儲かるから、それも笑いが止まらないほど儲かるから、どこからも異論が出ないのだ。じつに嘆かわしい医療界の姿である。

「メタボ」と聞くと、多くの人は、でっぷりと腹の出た中年男性を思い浮かべるだろう。実際、メタボ健診の診断基準の一つに、男性のウエスト85㎝以上というのがある。内臓脂肪が蓄積しているため、動脈硬化を起こし、心臓病などのリスクが高まるという。

あれほど大宣伝され、流行語にまでなると、少し腹の出ている人は、誰でも気にするだろう。

しかし、ウエスト85㎝という基準ほど馬鹿げたものはない。科学的根拠が何もないのだ。むしろ、腹回りはこれぐらいが、一番長生きするというデータさえある。

そもそも、腹回りを測って病気の判断をすること自体が、滑稽《こっけい》きわまる。

極端な肥満は別にして、太っていることは、むしろ健康にいいぐらいだ。ガンは痩せている人のほうが圧倒的になりやすい。また、痩せている人のほうが、寿命も短い。

それは戦後の日本人を考えれば、すぐにわかる。

日本は敗戦で、最貧国に没落した。国民の栄養状態も非常に悪く、みんな痩せていた。高度経済成長期を経て豊かになり、体格もよくなり、寿命も延びて、今では世界一の長寿国である。

つまり、日本人は太ることで、寿命を延ばしてきたのだ。この事実は否定できない。

それなのに、太っていることを「メタボリックシンドローム」という言葉と結びつけ、病気にしてしまう。

こうして新しい言葉により、次々と病気が作られてゆくのだ。

「アンチエイジング」もそうである。老化に逆らうことなどできない。何度も言うように、老化は自然現象なのだ。人間が自然に逆らうことが、いかに傲慢《ごうまん》で愚かかはいうまでもない。

企業が「老化を食い止めることができる」とうたった医療品、食品、化粧品などを売りつけようとしているだけである。

健康に関する新語は、商売上の都合によってひねり出されるものなのだ。マスコミに踊らされず、新しい健康用語を耳にしたら、まずは疑ってかかったほうがいい。

血圧測定はガン告知と似ている

今の医療は目先の疾患ばかりを見て、人間の心をなおざりにしている。

私はその典型が、血圧だと思っている。血圧を常に気にすることは、それ自体精神的なストレスであり、健康に害を及ぼす。

数値ばかりに気をとられ、それを下げても、心という本質的なものを踏みにじっていては、結局体に跳《は》ね返ってくる。

同じことが、ガン告知にもいえる。

一昔前まで、本人へのガン告知はタブーだった。本当の病名を知るのは、医者と家族だけ。本人には胃潰瘍だとか、肺化膿症だとかウソの病名を伝えていた。

ガンをあつかった昔のドラマや映画などを観ると、本人には決して悟らせまいとする家族の涙ぐましい苦労が、描かれていたりする。

以前、ガン告知は学界でも大きな議論を巻き起こした。「日本人は宗教的基盤が弱く、死を受け入れることができないので、欧米のような告知には耐えられない」という日本人特殊論を主張する外科医もいた。

国立がん研究センター病院で、「がん告知マニュアル」が作成されたのは1996年。そのまえがきには、「がん告知に関して、現在は、特にガン専門病院では『告げるか、告げないか』という議論をする段階ではもはやなく、『如何に事実を伝え、その後どのように患者に対応し援助していくか』という告知の質を考えていく時期にきている」とある。

がんセンターは、最も早い時期に患者への100%告知を実施した。

それに呼応するように、全国の病院でも徐々に告知は広がっていった。1992年には18・2%だった告知率が、1998年には70・4%、2009年には90・6%にまで上昇している（2010年日本緩和医療学会学術大会での発表より）。

今では、「ガンを告知するか、しないか」の問題を論じること自体、時代遅れの感がある。

しかし私は、患者の心を無視した安易なガン告知に疑問を感じる。

古来、医療というのは、慈父《じふ》の精神で行われるものだった。

治療は、父親が自分の子どもにするように説明も不要で、患者は医者を信頼し、任せておけばいいという考えで行われていたのだ。

それが現在では、医者と患者は対等になった。患者自らが治療に取り組み、専門家である医者がサポートするという形になりつつある。一般の人の中に「自分の健康や生命に関わる問題は、自分で決めていきたい」という考え方が広まっている。

私は、おおむねガンは老化現象だと考えている。健康な人でも、体内では毎日3000～4000個ほどのガンの芽が生まれている。ガン細胞は、免疫が正常に働いていればすぐに摘み取られ、大きくはならない。しかし、免疫細胞の働きは、加齢によって衰える。年齢とともにガンになる人が増えるのは、当たり前なのだ。

昔の人は、ガンになる前に結核などの感染症や、脳出血などで亡くなっていた。食生活や公衆衛生、医療環境の改善により、それらの病気にかかりにくくなり、日本人の寿命は飛躍的に延びた。

ある意味、元気で長生きだから、ガンになるともいえる。

私は、ガン告知も高血圧と同様、年齢という視点がすっぽり抜け落ちていると思う。40代、50代なら働き盛りで、社会的責任も大きい。仕事や残される家族のことなど、死を自覚して初めて考えることも多いだろう。

しかし、80を過ぎて、告知の精神的ストレスと、手術や抗ガン剤などの辛い治療に耐える意味は、果たしてあるのだろうか？　私ははなはだ疑問である。

心は体に大きな影響を与える。気分の落ち込みが免疫の働きを低下させることは、科学的にも立証されている。免疫機能が弱まれば、それだけガンのリスクは高まるのだ。

ガン告知にしろ、血圧を気にすることにしろ、マイナス思考が患者の気力を奪い、寿命を縮める可能性があることを、医療に関わる者は胸に刻まなければならない。

医療にも「ウソも方便」は必要

１９６０年代、西田佐知子の『東京ブルース』という歌が大ヒットした。スタジオジブリのアニメ映画『おもひでぽろぽろ』でも挿入歌として使われ、耳にしたことのある人も多いと思う。

失恋した女の悲しみを、「どうせ私をだますなら、死ぬまでだまして欲しかった」と歌った歌詞が印象的だった。

「ガンが見つかった場合、結果を知りたいですか？　知りたくないですか？」

私は検診をする時、その前に必ず患者さんにアンケートを取ることにしている。

およそ8割の人が、「知りたい」と答えるが、２割は「家族にだけ伝えて欲しい」「誰にも言わないで欲しい」という。「知りたくない」派は、特に80歳以上の人に多い。

「知りたくない」と言われたら、私はどんなことがあっても黙っている。家族に根掘り葉掘り聞かれても、決して言わない。

黙っているほど、辛いことはない。

胃が痛い、食べ物が飲み込みにくいなど、ガンからくる体の不調を訴える患者に対し、「胃潰瘍だから」「のどが炎症を起こしているだけだから、心配ありませんよ」と、ウソの説明を繰り返す。『東京ブルース』ではないが、一度だますと決めたら、死ぬまでだまさなければいけない。真実を言えれば、どれほど楽かと思う。医者にとって、「告知しない」という選択は、「告知する」に比べて、はるかに困難を伴うのだ。

告知のメリットは、患者より医者にこそ大きい。このことは、ぜひ心に留めていただきたい。

今、医療は高度に専門化され、細分化されているため、一人の患者を同じ担当医が診《み》続けることは稀《まれ》だ。

ある病院でガンと診断された患者は、いずれ別の病院に移される。手術、抗ガン剤の投与、ホスピス……。どんどん死に近づいてゆくのは、いうまでもない。

このような治療の都合による転院をスムーズにする告知が、特に都市部で蔓延《まんえん》した。

そこには医者と患者の信頼関係が入り込む余地はない。ウソや思いやりなど、治療の邪魔だと言わんばかりだ。

告知が広がった理由は、個人の意志の尊重ではなく、転院という事務的な都合、治療しやすいという医療者の都合が大きいと私は思う。

そう考えると、告知は人間的なようで、実は非人間的ではないだろうか。

医療が高度になるにつれ、心の問題を軽んじる傾向は、どんどん強くなっている。

血圧にも、まさにこのことは当てはまる。数値という非人間性の極みから、人間性を取り戻すことが必要だ。

例えば、患者の血圧が高くても（極端に高い時は別だが）、私はさばを読んで少々低めに言ったり、黙っていたりする。そのまま言えば、心配してもっと高くなるのは、目に見えているからだ。そして「今日は暑いから、家でゆっくりしてくださいね」と言うなどして、できるだけ患者に安心してもらえるよう心がける。

医者はまず患者と顔を合わせ、コミュニケーションを取ることが大切だ。そして「ウソも方便」である。

「真実を伝える医療」が、かえって人間性を踏みにじることも少なくないのだ。

医者の一言が体に悪影響を及ぼす

私が「真実を伝える医療」に懐疑的《かいぎてき》なのは、「はじめに」でも触れた中村天風《てんぷう》の影響がある。

日本では昔から「言霊《ことだま》」の存在が信じられてきた。声に出した言葉は現実に影響を与え、発した言葉の良し悪しによって吉事や凶事が起こるとされていた。

言霊信仰は、現代でも忌《い》み言葉として残っている。例えば、結婚式のスピーチでは、「別れる」「終わる」などの言葉はタブーだし、受験生に対して「落ちる」「すべる」などは禁句だ。

言葉の持つ力は侮《あなど》れない。天風の教えの一つに、「常に積極的な言葉を使いなさい。消極的な言葉は、決して口に出してはならない」というのがある。

天風が言葉の力を痛感したのは、知り合いの軍人から聞いた日露戦争での出来事だという。

1904年、中国・旅順（現在の大連市）の丘陵、通称二百三高地でのことである。乃木《のぎ》希典《まれすけ》大将率いる第三軍とロシア軍の戦いは激戦を極め、5日間で1万人以上もの死者が日本側に出た。

無線や通信機がなかった当時、軍の命令や連絡事項はすべて人間によって伝えられていた。急を要するときは、同時に3人の伝令を使うこともあったという。

あるとき、伝令が司令部に「報告！」と言いながら馬を飛ばして来た。しかし、馬から降りようとした瞬間、太ももに銃弾が当たり、どっと倒れてしまった。痛い痛いと叫ぶばかりで、ほかに言葉が出ない。

数分後、次の伝令がやってきたが、今度は胸を撃たれて人事不省《じんじふせい》になった。3人目の伝令によって情報は無事司令部に伝えられたが、負傷した2人の兵士は、担架に乗せられ、野戦病院に送られた。

その晩、知り合いの軍人が野戦病院を訪ねた。看護兵に、

「昼間、司令部で重傷を負った伝令がいるだろう」と聞くと、

「残念ながら、一人は死んでしまいました」

そうだろうな、胸を撃たれたら助からないだろうと思って、

「2番目の兵士か?」と尋ねると、

「いえ、最初の伝令です」と言う。

「撃たれたのは太ももだろう?」

「意気地のない男でして、痛い痛いと言い続けて、出血多量で死んでしまいました」

「胸を撃たれた伝令は生きているのか?」

「あいつは元気ですよ!」

ベッドを訪ねると、2番目の伝令は真っ青な顔で息も絶《た》え絶《だ》えのように見えた。しかし、「どうだ?」と聞くと、うっすらと笑みを浮かべて
「大丈夫です。このくらいのことでは死にません」と小さな声でしっかり返事をする。そのとき知り合いは、この男は助かると確信したという。

彼は本当に生き延びて、戦後故郷の四国に帰り、80歳近くまで生きた。

戦争という極限状態では、生と死は常に隣りあわせだ。それを分けるのは、絶対に生き残るという強い意志である。

「痛い、痛い。もうダメだ。俺は死んでしまうかもしれない」とパニックになって騒いでい

れば、止まる血も止まらない。「大丈夫だ。絶対助かる」と信じて、心静かにじっと寝ていれば自然治癒力が高まり、おのずと回復に向かうのだ。

つまり、「痛い」「もうダメだ」などのネガティブな言葉は自己暗示になり、現実に影響を及ぼすのである。

天風はよく、

「丸い卵も切りようで四角、ものも言いようで角が立つ」と言っていた。否定的な言葉は、口に出したそばから自分を傷つけたり、相手の気分を害したりし、言葉通りの悪い状況をもたらしてしまうのである。

これは医者と患者にも言えることだ。医者のネガティブな一言が、どれだけ患者の心に動揺を与え、体に悪影響を及ぼすかわからない。

患者の血圧が高い時、医者のよく言う、

「このままほっておくと、大変なことになりますよ」は、その最《さい》たるものだと思う。

血液の「ドロドロ」はインチキ

高血圧と、脳梗塞や心筋梗塞などのリスクは、きわめて因果関係が乏しいことを私は述べてきた。

同じく、血液や血管などの疾患リスクを高めるとして、最近注目を集めているのに、いわゆる「ドロドロ血液」がある。ほかの健康情報と同様、テレビや雑誌にあふれているので、ご存じの方が多いだろう。

血液を採取し、人工の毛細血管に流した様子を顕微鏡で見ると、「ドロドロ血液」はベタベタと団子状にくっつき、詰まってしまう。一方、「サラサラ血液」は、スムーズに流れてゆく。

それをモニターや写真で見せ、

「ドロドロ血液は血管が詰まりやすく、脳梗塞や心筋梗塞を引き起こす」という脅《おど》し文句とともに、視聴者や読者の恐怖をあおるのだ。

「たまねぎを食べると、血液がサラサラになる」「サンマやアジなどの青魚がいい」などという専門家の意見がもっともらしく紹介されたりする。巷《ちまた》には、血をサラサラにする効果をうたった健康食品やサプリメント、果てはブレスレットや布団まで、さまざまな商品が売られている。

しかし、血液の「ドロドロ、サラサラ」の医学的根拠は、ないに等しい。血液の状態は、顕微鏡で見てもわからないのだ。

実は、血液の「ドロドロ、サラサラ」には、カラクリがある。赤血球は血液の中にたくさんある。顕微鏡で上からのぞけば、重なって団子状に見えるのは当たり前だ。また、赤血球は3分以上たつと自然にくっついてしまう。そのため、あたかも血液が「ドロドロ」であるかのように見えるのである。

「サラサラ血液」を作るのも簡単だ。スライドガラスにカバーガラスを強く押し付けると赤血球が薄く広がり、あたかも「サラサラ」になったかのように見える。同じ血液でも細工によって、「見え方」を容易に変えることができるのだ。

2006年には、「血液がサラサラになる」と効果があるように偽り、ブレスレットを売りつけたとして、健康器具販売会社の社長が逮捕された。また、同年NHKの健康番組『ためしてガッテン』でも、「血液サラサラ詐欺に注意」という特番も組まれた。

W杯で心筋梗塞が増えた理由

しかし、「ドロドロ血液」は、一概《いちがい》にウソとも言えない。

脳梗塞、心筋梗塞の原因は、ストレスによるところが大きい。マイナスの心の動きは、血小板同士をくっつかせ、血液の粘着度が上がる。その結果、血管が詰まり、脳梗塞や心筋梗塞を起こしてしまうのだ。

ストレスと心筋梗塞の関係について書いた論文も多い。中でも興味深いのは、ドイツ、マクシミリアン大学の内科医、ウテウィルバート・ランプ氏の記した『ワールドカップと心筋梗塞』という論文である。

ミュンヘン地区の住民を対象に、W杯開催中と普段の救急搬送率を比較したところ、W杯では平均2・6倍出動要請が増えたという。

2006年のW杯ドイツ大会で、ドイツはグループリーグを順調に勝ち進み、決勝トーナメントに出場。しかし、準決勝において延長でイタリアに敗れてしまう。

ドイツ対イタリアの試合が放送された日の救急車の出動率は、前年の同じ日に比べると、男性では3・2倍、女性では1・8倍高かった。

脳梗塞、心筋梗塞などで病院に運ばれる人は、イタリア選手がダメ押しの2点目を入れた試合開始2時間後に最も増えたという。

ドイツのサッカーファンは、日本とは比べ物にならないほど熱い。多くの人が劣勢の試合を見ながらイライラし、

「チクショウ！　何をやっているんだ！　そこでシュートを打て！　バカヤロー！」と興奮していたことだろう。そのようなネガティブな感情は、心身に大きなストレスを与える。ストレスで血小板同士がくっつき、血栓ができて、脳梗塞や心筋梗塞になる人が続出したのだ。

スポーツで、プレー中の突然死が多いのがゴルフだ。日本国内だけでも、年間約200人がラウンド中に亡くなっている。原因の約8割は心筋梗塞である。ゴルフの死亡率は競技人数の多さを考えても、スポーツの中で飛び抜けている。

ジョギングや水泳では、心拍数は多くなってからあまり変化しない。一方ゴルフでは、シ

ヨットのたびに心拍数が急上昇し、打ったとたん低下することが続く。これを繰り返すため、心臓に大きな負担がかかるのだ。

最近でも、プロゴルファーの具玉姫さん（56歳）や佐々木久行さん（48歳）が、プレー中に心臓麻痺で亡くなっている。また、お笑い芸人の故・坂上二郎さんも、ゴルフ中に脳梗塞で倒れたことがあるという。

ゴルフは、一打ごとに神経を使うスポーツである。ショットやパターの緊張感が、大きなストレスとなりゴルファーの心臓を襲うのである。

笑いほど免疫を上げるものはない

「血圧を上げないためには、どうすればいいですか？」

講演会の後などに、最もよく聞かれる質問だ。

それに対し、私はいつもこう答える。

「平常心が一番です。平常心でいるために何よりいいのは笑うこと。何があっても笑っていればいいんです。ウソ笑いでも効果はありますよ」

歯医者で歯を削られようが、交通渋滞に巻き込まれようが、平常心でいれば、血圧は上がらない。しかし、悟ったお坊さんでもない限り、難しいだろう。だから笑えばいいのだ。「あ、マズイな、イライラしているな」と思ったら、「アハハ」とウソ笑いをする。そうすれば、血圧は上がらない。

「笑う門《かど》には福来《き》たる」ということわざがあるが、笑いは「福」だけでなく、「健康」まで呼び寄せるのだ。

1999年に公開された『パッチ・アダムス』という映画をご存じだろうか。ピエロのような赤い鼻をつけたロビン・ウィリアムズ扮する医学生が、ジョークを連発するユニークな治療法で、患者の心と体を癒してゆく。ユーモラスでありながらも感動的な作品だ。

この映画のモデルとなった実在の医師、パッチ・アダムス氏（1945年〜）は、笑いを取り入れた治療で、医学界の常識を覆《くつがえ》した人物だ。近年日本でも広まりつつある、ホスピタルクラウン（長期入院の子どもなどに笑いを届ける道化師）活動の元祖でもある。

笑いが医療に取り入れられるようになったのは、1976年、ある医学雑誌に掲載された一人の患者の手記に端を発する。強直性脊椎炎という難病におかされた、アメリカの雑誌編集者、ノーマン・カズンズ氏が、笑いを取り入れた治療で病を克服するまでの記録である。カズンズ氏は、ユーモア小説を読んだり喜劇映画を観たりして大笑いすると、痛みが和らいでぐっすり眠れるようになったという。難病を克服したカズンズ氏は、その後、カリフォルニア大学医学部教授に転じ、笑いの治癒力を説いた。

これを機に、日本でも笑いの効用を科学的に解き明かそうとする研究が始まった。中でも有名なのは、1991年に、大阪ミナミの演芸場で行われた実験だろう。ガン患者19人に吉本新喜劇を3時間見て大笑いをしてもらい、その前後でガン細胞を直接攻撃する、ナチュラルキラー細胞（NK細胞）の活性度を調べたものだ。

その結果、最初から低かった人、基準内だった人のいずれもが、活性度が上昇した。つまり、笑いはガンに対する抵抗力を高めることが判明したのだ。

その後の研究により、NK細胞はたった5分笑うことで活性化することが分かった。NK細胞は、注射で活性化させようとすると3日はかかる。それだけ、笑いは体に大きな影響を与えるのだ。

悲しみや怒りなどマイナスの感情やストレスが、免疫力を低下させるのに対して、笑いは正反対の効果をもたらすことが、この実験で立証されたのである。

ただし、免疫力は強ければよいというものではない。リウマチやバセドウ病、円形脱毛症など、自己免疫疾患と呼ばれる病気は、免疫システムの異常によって引き起こされる。本来、体に悪い影響のある物質だけに反応する免疫が働きすぎ、自身の体まで攻撃してしまうのだ。

「笑い」にはこうした免疫全体のバランスを整える効果もあることが、実験によって明らかになっている。

つまり「笑い」は、ガンやウイルスに対する抵抗力を高めるだけでなく、免疫異常の改善にもつながるのだ。

降圧剤より笑いがずっといい

また、「笑い」には血糖値を正常にする働きもある。

これを明らかにしたのが、糖尿病患者を対象にした実験である（２００３年、国際科学振興財団、心と遺伝子研究会）。

糖尿病患者21人に、1日目は糖尿病のメカニズムに関する講義を、2日目はお笑いコンビ・B&Bの漫才を聞いてもらい、昼食後に血糖値を測った。

すると1日目の空腹時と食後の血糖値の差は、平均123㎎／dlだったのに対し、漫才を見た2日目は平均77㎎／dl。約40㎎／dlも低下した。予想をはるかに超える結果に、学者たちが驚いたという。

このほかにも、「笑い」は体にさまざまなよい効果をもたらす。

1、脳の働きが活性化

脳の海馬は、新しいことを学習する時に働く器官。笑うとその容量が増え、記憶力がアップする。また、笑うとアルファ波が増え、脳がリラックスする。

2、血行促進

大笑いした時の呼吸は、深呼吸や腹式呼吸と同じような状態である。血のめぐりがよくなり、新陳代謝が活発になる。30秒笑うと、3分間散歩したのと同じ程度の運動効果がある。

3、自律神経のバランスが整う

自律神経には、体を緊張モードにする交感神経と、リラックスモードにする副交感神経がある。自律神経のバランスが崩れると、頭痛、微熱、不眠症、生理不順といった体の不調や、情緒不安定、被害妄想、うつなどの原因となる。

普段、起きている間は交感神経が優位になっているが、笑うと副交感神経が優位になる。交感神経と副交感神経のスイッチが切り替わることにより、自律神経のバランスが整う。

4、幸福感と鎮痛作用

笑うと脳内ホルモンの一種であるエンドルフィンが分泌される。この物質は幸福感をもたらすほか、「ランナーズハイ」の要因ともいわれ、モルヒネの数倍の鎮静作用で痛みもやわらげる。

笑うと脳が元気になり、やる気が出てストレスも緩和される。免疫力が上がり、血圧や血糖値は正常に戻る。しかも無料で、副作用もない。まさに「笑いは万能薬」なのである。

どうしても血圧が気になったら、測る前に笑えばいい。いちいち数値を気にしたり、降圧剤を飲んだりするより、どれほどいいかしれない。

姿勢をよくすれば血圧は下がる

毎日笑って過ごせればいいが、そうはいかないのが人生だ。生きていれば、悲しいことや腹が立つこともあるだろう。

怒りに任せて部下を怒鳴った後や、言うことを聞かない子どもに腹を立てた後に、めまいがしたり、頭が痛くなったりした経験はないだろうか。それは、怒りなどの興奮によって、血管が収縮し、血圧が上がって、神経が締め付けられた結果だ。

これは、人間の体に仕組まれた、本能的な働きである。

自然界で生きる動物は、本来、怒りなどの興奮の次には攻撃や逃走がある。そのため、体が激しい運動に備えて血圧を上げるのだ。同様のことは、怒りだけでなく、驚きや、悲しみなどでも起きる。外からの刺激や衝動によって、心がおののいたり、乱れたりすると、体は生命の危機を感じ、血圧を上げるのだ。

中村天風は、平常心の大切さを繰り返し説いた。心の乱れを防ぐために重要なのが、一つは「笑い」であり、もう一つは「姿勢」である。

多くの人は、感情や刺激を、心で受け止めてしまいがちだ。急に大きな物音がしたり、道を歩いているときにクラクションを鳴らされたりしただけで、ビクッとしてしまう。このとき、血圧は急上昇しているはずである。

ショックや衝動をあまり心で受けていると、体がまいってしまう。

昔の武士は、戦いの場においていかに動揺せず、冷静さを保つかに心を砕《くだ》いた。つまり、平常心である。武士として、恥ずべき無様《ぶざま》な死に方を避けるため、雑念を排した明鏡止水《めいきょうしすい》の心が何より必要とされた。

今でも武道の修練では、繰り返し「腹を練《ね》れ」と言われる。「丹田《たんでん》に力をこめる」という言葉を聞いたことがある人も多いだろう。

簡単に言うと、へその下、丹田に力を入れ、腰をしっかり立てて、尻の穴を締めるということだ。そして上体の力を抜き、肩を下げて、あごを引く。すると、体に一本の軸が通ったようになり、自然と背筋が伸びる。

この基本姿勢を、天風はヨガの用語から「クンバハカ」と名づけた。これは、ヨガや武道だけでなく、バレエや日本舞踊、歌舞伎や能などにも共通したものだ。一流の武道家や、歌舞伎役者などの立ち姿が美しいのは、文字通り「腹が据わっている」からである。試合や舞台などでは、心の乱れ一つが負けや怪我につながる。クンバハカは、平常心を保ち、実力を発揮するための基礎なのである。

クンバハカは、ちょっとしたコツさえつかめば、誰にでもできる簡単なものだ。

腹が立った時や、ショックを受けた時に、グッと腹に力をこめ、尻の穴を締めて肩を落とす。

例えば、波の荒い日に船に乗っていても、肛門を締めて肩を下げていれば、船酔いすることはない。水に溺れても、木から落ちても、尻の穴が締まっている人は助かるという。また、腹に力を入れることで、自然と腹筋が鍛えられ、腰痛の改善にもつながる。

怒りそうになったらキュッ、悲しくなったらキュッ、たったこれだけで、腹が据わり、動揺することがなくなる。

日頃からいい姿勢を心がければ、ストレスに強い体を作ることができるのだ。

プラス思考で死病も治る

「近頃は、素人のくせに、医者よりも自分の病気を知っている馬鹿がいる。こんなのは、私に言わせれば馬鹿野郎だ。

知識で病気は治らない。役に立たない知識なら、知る必要なんてない。すべて忘れてしまえ！」

約50年前、中村天風は、講演会に集まった満場の聴衆を前に、こう言い放った。

今、医療や健康に対する人々の関心は、おそろしく高い。現代はインターネットをはじめ、高度情報化の時代である。知ろうとすれば、いくらでも情報を得ることができる。

しかし、知識には切りがない。同時に、一般人にとって、医療や健康の知識は不安の裏返しでもある。

知れば知るほど、不安は消えるどころか膨らみ、その不安がかえって治癒を阻《はば》んだり、新たな病を招いたりしている。

これが情報過多に陥った、不幸な現代人の姿ではないだろうか。

天風哲学の基本は、徹底的な「プラス思考」にある。

人生は「心の置きどころひとつ」で決まる。はたから見て、つらいだろう、苦しいだろうと思うようなことでも、本人がうれしい、ありがたいと考えていれば、それは不幸ではない。

誰にとっても、人生は一回きりだ。ならば、せめて生きている間だけは、どんなことがあっても、ニコニコ笑って、すべての物事に感謝しよう。

若い頃天風は、当時死病だった結核にかかった。人生のどん底で、「プラス思考」を手に入れ、自力で病を治したのだ。

天風は、「世の中は、苦しいものでも悩ましいものでもない。本質的に楽しく美しい、調和した世界である」と繰り返し説いた。

しかし多くの人は、これを信じないどころか、思おうともしない。さまざまな悩みや苦痛ばかりなのが人生であると考えている。

「いくら働いても、ちっとも暮らしは楽にならない。それどころか、ストレスで体を壊してしまった。老後も不安だし、持病もある。人生が楽しいなんて、そう簡単には思えませんよ」というのが、実感ではないだろうか。

しかし、幸福とは、心の態度である。いくら物質的に豊かでも、そうした考え方を変えな

試験開始後15年間の累積死亡数の比較（フィンランド）

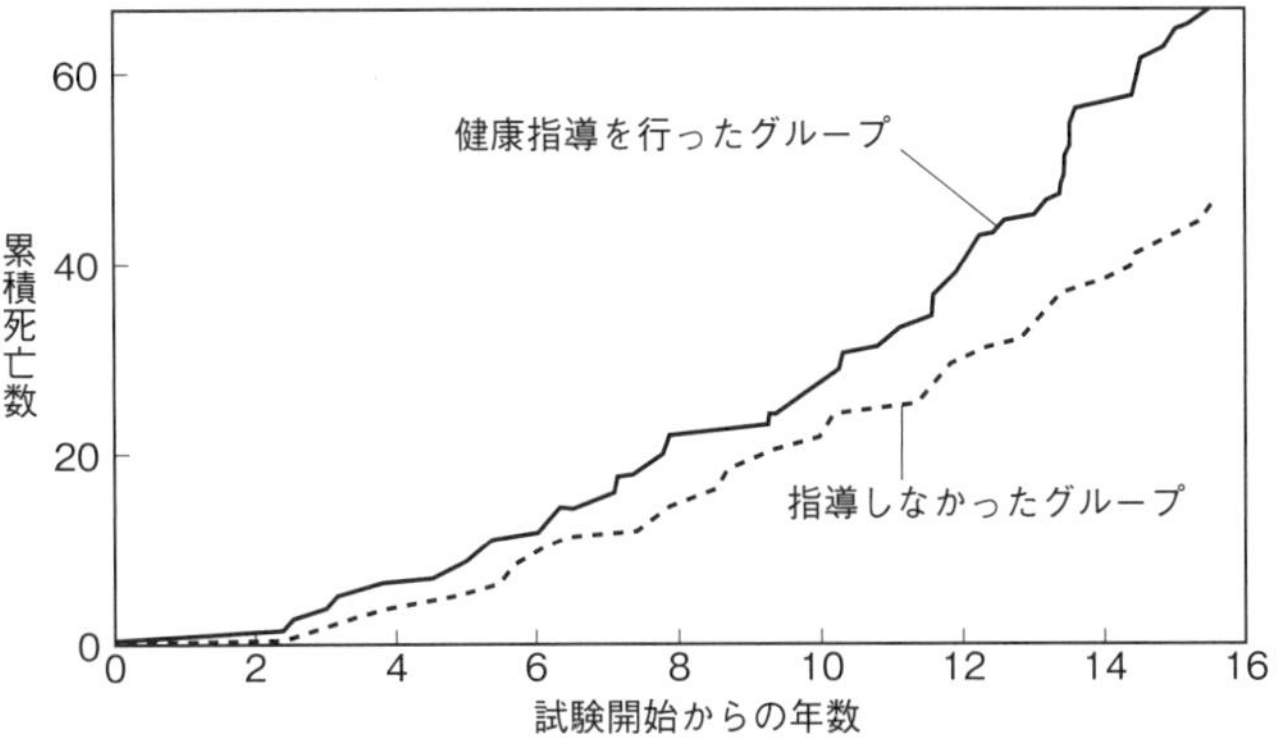

Strandberg TE et. al., JAMA266:1225-1229, 1991 より引用

い限り、幸せを感じることはない。

天風哲学とは、心にこびりついた「マイナス思考」を取り去る方法でもある。

健康に無《む》頓着《とんちゃく》なほうが体にいい

天風の言うように、一番大事なのは、マイナス思考に陥らず、自分の体を信じることだ。雑念から離れ、体の声に耳を傾ければ、何がよく、何が悪いかわかるはずである。情報に惑わされず、もっと単純に自分の感性を信じればいい。

ここに興味深いデータがある。

１９７０年代から80年代にかけて、フィンランドで行われた調査だ。

38歳から54歳までの男性会社員に健康診断を行

い、そこから高血圧、高コレステロール、喫煙など、危険な要素を持っている人、１２２２名を抽出し、それらをほぼ半数ずつ、２つのグループに分けた。

片方のAグループには、食事、運動、禁煙などの細かい指導を行い、それでも血圧やコレステロールの数値が下がらない場合は、薬を与えた。

もう片方のBグループには、積極的な治療や指導は何もしなかった。要は、放っておかれたのだ。

5年後、どうなったか？

確かにAでは血圧もコレステロールも下がった。

しかしBは死亡が5人なのに、Aは10人と、Bの2倍になっていたのだ。心筋梗塞にかかった人も、Bの9人に対し、Aは19人と、これも2倍である。

この結果からフィンランドの研究者は、

「ライフスタイルの改善はよかったかもしれないが、薬の使用はよくなかった可能性は否定できない」と述べている。

さらに開始から15年後、18年後と、追跡調査を行ったところ、死亡と心筋梗塞は、はっきりとAのほうが多くなった（18年後で死亡はA95人、B65人。心筋梗塞はA39人、B19人）。

私はこの研究には、マイナス思考がいかに健康を害するかが、よく表れていると思う。血圧などをいつも気にし、体にいい食事や運動をまじめに行うことは、かえってマイナス思考につながり、健康を害してしまう。

健康に無頓着でも、マイナス思考にとらわれないことが、結局体にはいいのだ。

フィンランドの研究は、行き過ぎた健康志向に対する皮肉であると同時に、警鐘《けいしょう》でもある。

今、私たちに求められているのは、血圧をはじめ、過度に健康を気にしないことなのだ。

第五章　ストレスほど怖いものはない

塩分と高血圧は関係ない

「血圧の高い人は、塩分を控えましょう」

「一日の塩分摂取量を6g以下に抑えましょう」

高血圧で医者にかかると、必ずこう指導される。言われたとおり減塩に取り組み、味気ない食事にうんざりしている人も多いのではないだろうか。

実は、「過剰な塩分摂取は、高血圧を引き起こす」という『塩悪者説』には、何の科学的根拠もない。高血圧は加齢現象であり、塩分とは関係ないのだ。

それなのに、なぜ『塩悪者説』が、これほど広まってしまったのだろうか？

塩分摂取量の多い東北地方の人は、少ない沖縄県の人に比べ、高血圧の患者が若干多いこと。また、1970年代に、塩分をほとんど取らないイヌイット（エスキモー系の民族）には、高血圧がほぼない、という調査結果が知られたことによって、「高血圧の原因は塩」という短絡的なイメージが生まれたと考えられる。

世界の研究者の間でも、食塩摂取量と高血圧の関係は長い間謎とされていた。

長年の論争に決着をつけたのが、１９８８年に世界32ヵ国、52の地域の専門機関が協力した大規模疫学調査、「インターソルト・スタディ」である。

世界中の、1万人以上もの人のデータを分析した結果、パプアニューギニアなど生活環境が極端に違う場所を除き、食塩摂取量と高血圧には何の関係も見られないという結果になった。

実際、フィンランドを除くヨーロッパの主要国はどこも減塩を主張していない。

世界ではとっくの昔に非常識となったことが、日本では今も常識としてまかり通っているのである。

減塩すると、元気がなくなる

私はごく一般的な食生活をしている限り、減塩は必要ないと思う。

２００９年の調査によると、成人の一日あたりの塩分平均摂取量は、男性で平均11・６g・女性で平均９・９gだった。（２０１０年国民健康・栄養調査）しかし、１９５０年代には、一日当たり20gを超えていた。日本人の食塩の摂取量は、50年間で半分以下にまで減っているのである。

昔は家庭に冷蔵庫がなく、保存のために大量の塩を使う必要があった。私の子どもの頃の食卓を考えると、毎食塩気の強い漬物や佃煮、粉を吹いたような塩鮭を食べていたことを思い出す。

今は冷蔵技術の発展で、新鮮な食材がいつでも手に入るようになった。今の普通の食事は、50年前に比べたら立派な「減塩食」なのである。

塩（ナトリウム）は、我々の体の中で、生命維持に関わるさまざまな働きをしている。塩がなければ、生物は生きてゆくことはできない。それは、太古の昔、生物が海から生まれたことと深く関係している。

これほど科学の発達した現代でも、塩に代わるものを人工的につくり出す方法はない。砂糖や酢の成分は、他のもので補給することができる。しかし塩だけは、代わりのきかない唯一無二の食品なのである。

塩分が不足すると、循環不全、血圧低下、脱水症状、便秘、貧血、むくみなど、いろんな不調が起こる。塩は生きてゆく上で不可欠であり、過度の減塩は健康を害する。

おいしくない減塩食をがまんして食べ、それで体を壊すなど、まさに悲喜劇だ。

江戸時代、「減塩」はきつい拷問として罪人たちに恐れられていた。罪人が頑《かたく》なに犯行を否認した場合、看守は「塩抜き飯」を与える。塩を抜くと気力が失せ、どんな大男でも簡単に音《ね》を上げたという。

免疫学者の安保徹氏などは、草食系と言われたり、うつになりやすかったり、今の若者の元気のなさは、減塩のせいだと言っている。

今も昔も、日本人は世界で一番塩を摂る民族である。日本人の平均が一日10gなのに対して、アメリカでは8g、ヨーロッパでは7gと言われている。

一方で、日本人は世界で最も長生きの民族である。昭和50年代半ばにスウェーデンを抜き、世界一の長寿国となって30年。21世紀を迎えた今も、日本はその座を維持し続けている。

この2つの事実には、誰も反論できないはずだ。つまり、塩をたくさん摂るから、日本人は長生きだとも言える。

「減塩、減塩」とうるさく言わず、おいしく食べればいいのである。

子どもの頃と同じ食事が体にいい

私が子どもの頃、肉は高級品で、ハレの日にしか食べられないごちそうだった。

庶民の食卓に日常的に肉が上がるようになったのは、高度経済成長期以降ではないかと思う。

1961年には、年間一人当たり合計8・1kgだった日本人の食肉の消費量は、1995年には47・9kgまで増えている。肉の消費量は約5・9倍となり、特に牛肉の伸びは高く、約7・5倍にもなった。

また、肉と反比例して米の消費量は減り続けている。1962年では年間一人当たり合計118・3kgだった米の消費量が、2008年には58・5kgと、約半分になった。

食生活の欧米化は、日本人の体型に大きな変化をもたらした。

戦後60年間で平均身長は男女とも10センチ近く伸びている。手足もすらりと長くなり、軟らかい食べ物が増えた影響で、あごがほっそりして、小顔になった。街を歩く若者の中には、欧米人のモデルさながらのスタイルを持つ人も多い。

確かに、肉を食べるようになり、日本人の「体格」はよくなった。しかし、昔に比べて、「体質」は悪くなったのではないだろうか。

実は、肉類に多く含まれる動物性たんぱく質は、構造が非常に複雑で、消化・吸収が最も難しい栄養素である。

穀物や野菜などが、消化器官を通過し、便として排出されるまでかかる時間は、平均25〜30時間。一方、肉は約3倍の約60時間もかかるといわれている。

腸内の温度は約38度。その中に60時間も放置されたら、腐ることは容易に想像できる。腸内で腐った動物性たんぱく質は、非常に強い毒性を持った発ガン性物質に変わる。

食生活が主な原因であるとされる大腸ガンは、1950年から2000年までの50年間に男性で10・9倍、女性で8・4倍に増加している。検査技術の向上を差し引いても、これは驚異的な伸びである。

『腐（くさる）』という字は、府（内臓）に肉が入っている状態を指す。多すぎる肉は、腸内環境を悪化させ、ガンを招くのである。

私自身、なるべく動物性食品、特に肉は口にしないようにしているが、いたって健康である。年相応の体力もあり、痩せすぎることもない。

この話をすると、必ず「お肉を食べたくなりませんか?」と驚かれる。

私はいつも、

「子どもの頃食べる機会が少なかったので、それほど食べたいと思いません」と答えている。

料理評論家の山本益博さんは、著書の中で、「人間の五感で、味覚はもっとも保守的です。人は、知っているものしかおいしいと思えない」と語る。

幼少時代に食べ慣れたもの、好きだったものが、その人にとって「おいしい味」になるのである。いわゆる「お袋の味」だ。

私の子どもの頃の食事といえば、ごはん、味噌汁、漬物、野菜の煮物やおひたし、たまに魚が付く程度だった。食べ慣れないから、特に肉を食べたいと思わない。私が肉を好まない理由は、ただそれだけである。

しかし、味覚の頑固さを逆手に取り、大成功を収めた企業がある。アメリカ発のファストフードチェーン、マクドナルドだ。日本上陸の際、マクドナルドはターゲットを小学生に絞った。おもちゃや文房具などの景品をつけ、子どもたちをあおったのだ。

「人間は12歳までに食べてきたものを一生食べ続ける」

これは、日本マクドナルドの創業者、藤田田《ふじたでん》さんの言葉である。子どもの頃にハンバーガーの味を覚えた人は、一生マクドナルドの客になるということだ。

これはある意味、恐ろしいことである。

同じことは、ジャンクフードやお菓子、もちろん肉にもいえる。

一般的には、日本人は肉を常食しない民族だった。仏教伝来から明治の文明開化まで、1200年以上もの間、肉食禁止令がたびたび出されたりした。

戦国時代の武士は、戦場を駆け回るエネルギーを得るために、一日5合もの玄米を食べていたと言われる。少量の塩辛いおかずで、大量の穀物を食べるという食生活は、古代から昭和中期まで続いた。

日本人の腸は穀物を消化するために長くなり、その結果、胴長短足のいわゆる日本人体型になった。同じアジア人でも、肉とキムチなどの発酵食品を中心とした食生活を送る韓国人は胴が短い。長い時間をかけ、それぞれの生活環境に合ったベストな体型に進化していったのである。

今、昔ながらのシンプルな食生活を見直そうという動きが、女性を中心に広まっている。昭和30年代の食事にならった「粗食」や、玄米菜食を基本とした「マクロビオティック」、農薬や添加物を使わない「オーガニック」などはその典型だろう。

美食に疲れた体が、「体にいいもの」「胃腸にやさしいもの」を求めるのは、きわめて自然といえる。

血圧の下がる食べ物などない

世の中には、食べ物に関するさまざまな健康情報があふれている。

例えば、「タマネギを食べると血がサラサラになる」「お酢を飲むと疲れが取れる」「二日酔いにはシジミが効く」などだ。

血圧を下げる食品も、よく紹介される。だいこんおろし、プルーン、バナナ、パセリ……、挙げると、切りがない。

血圧が気になる人は、こうした食べ物を取り入れようと思うだろう。食品なら、降圧剤よりいいはずだと考えるにちがいない。

本当だろうか？

私はこの本で、「高血圧と健康は、おおむね関係がない。血圧を気にすることは、それ自体ストレスになり、体によくない」と主張してきた。

身も蓋《ふた》もないことを言うようだが、「血圧を下げる食品」にこだわることは、ほとんど意味がないと私は考える。

これは血圧に限らない。そもそも「体にいい食べ物」などというものがあるのか、非常に疑わしい。

２００７年、テレビの健康番組で、納豆2パックを朝晩食べると、強力なダイエット効果があると放送され、スーパーの店頭に納豆が1週間以上もない状態が続いた。ところが、その後番組で取り上げたデータが、全くのデタラメだったことが判明。テレビ局は捏造を認め、謝罪した。社会問題にまで発展したため、この事件を覚えている方も多いだろう。

当時、私は偶然、家でその番組を見ていた。「納豆で肌が10歳若返る！」「血液がサラサラになる！」「納豆で健康長寿！」などの派手なあおり文句とともに、さまざまな実験データが示されていた。真剣にテレビに見入る妻の横で、私はいぶかしい思いを抱かずにはいられなかった。

確かに、納豆には、生きてゆく上で不可欠な必須アミノ酸やビタミン、食物繊維などが豊富に含まれている。納豆は日本人の生活になくてはならない、優れた発酵食品だ。納豆の歴史は古く、奈良時代にはすでに食べられていたという。

しかし、不可欠であることと健康効果があることは、次元の異なる話だ。ましてやダイエット効果となると、非常に疑わしい。納豆には相当なカロリーがあるからだ。

食べ物でも運動でも、あることの健康効果を証明するのは大変である。

たとえば納豆の効果を「科学的に」確かめるためには、数千人を半分ずつ、「納豆を食べるグループ」と「食べないグループ」にわけ、20年以上観察して、その間に起きた病気や死亡の割合を厳密に比較しなければならない。

テレビ局が行うような簡単な調査で、すぐに結論が出るようなものではないのだ。しかも、それすら捏造だったのだから、あきれてものが言えない。

空腹健康法で長寿は得られない

最近話題を呼んでいるものに、「超低カロリーで寿命が延びる」「一日1食で若返る」などと謳《うた》った「空腹健康法」がある。

「空腹健康法」の根拠は、2009年に発表された、ウィスコンシン大学の研究だ。好き放題に食事を与えたアカゲザルのグループと、最大40％カロリーを制限したアカゲザルのグループを、25年以上にわたって観察した結果、好き放題に食べたほうでは、生活習慣病で死亡するサルが多発したという。見た目も、肥満や皮膚のたるみ、薄毛などの老化現象が目立っていた。

これに対して、カロリー制限をしたほうでは、生活習慣病が少なく、顔つきも若々しかった。

この研究は日本でも話題になり、「食事制限で長寿遺伝子が活性化する」というキャッチコピーとともに、「空腹健康法」は一躍世間の注目の的になった。

しかし、その発表の数ヵ月後に、同じアカゲザルを対象とした実験で、全く異なる結果が出ていることは、意外と知られていない。

アメリカの国立老化研究所の研究チームが、同じようにアカゲザルを20年以上にわたり、観察し、比較したのだ。

誰もが、先に発表されたウィスコンシン大学の研究を裏付けるデータが出るものと期待していた。

ところが、結果は全く違っていた。

老化研究所の実験では、カロリー制限による生活習慣病の予防や死亡率減少の効果は認められなかった。ダイエットによって寿命が延びることはないという、正反対の結論が出たのである。

老化研究所のチームは「霊長類の寿命は、カロリーだけでなく、環境や食事の質など、さまざまな要因が影響するのではないか」としている。

この発表によって、カロリー制限で長寿が得られるという説は、振り出しに戻ったことになる。アカゲザルを使った実験は現在も続けられており、ウィスコンシン大学は、今実験中のサルが老年に達する10年後をめどに、研究結果をまとめた新たな論文を発表する予定だという。

つまり、今のところ、「空腹健康法」に根拠はないのである。

毎日同じメニューでも長生き

私の患者であるAさんは、共働きの息子夫婦に代わって、一家の台所を取り仕切っている。家族に安全でおいしいものを食べさせたいと、78歳になる今も、料理の研究を怠《おこた》らない。ある日の診察の後、Aさんの口から珍しくグチが出た。

「一日30品目食べなさいって言うでしょう？　でも、そんなに食べたら、カロリーオーバーになるから気にしなくていいって言う人もいる。年寄りは肉を食べたほうがいいという説もあるし、食べないほうがいいっていう説もある。もう何が何だかわかりませんよ。結局、何を食べたらいいんでしょうか？」

Aさんのような悩みを持つ人は多い。食品添加物や残留農薬、放射能汚染など食の安全が揺らいでいる今、勉強熱心な人ほど不安になっているのだ。

「Aさんの今まで食べてきたものがよかったから、80歳近くなっても元気でいられるんですよ。ご家族だって、みんな元気で健康でしょう？ それこそがあなたの料理が体にいい証拠じゃないですか。だから今までと同じでいいんですよ」

私がそう言うと、Aさんはほっとしたように「そうですね」とうなずいた。

結局、「何を食べれば体にいいか」は誰にもわからないのだ。いくら栄養学的に優れているといっても、まずいもの、嫌いなものをイヤイヤ食べていては、ストレスになってしまう。

知人である90歳のYさんは、生活保護を受けながら、一人暮らしをしている。Yさんの食事は一日2回。朝は大根の味噌汁とごはんだけ、夕方はマグロの刺身とごはんだけ。一年365日、メニューは変わらない。食品の数にしたら、10もないのではないか。それでもYさんは、病気一つせずに元気である。

好きなものをよく噛んでゆっくり食べること。腹八分目で、太らないように気をつけること。ありきたりだが、これが一番である。

食も血圧も同じだと私は思う。細かく気にしても、何もいいことはないのだ。

一口50回嚙めば痩せられる

今のような、行き過ぎたダイエットはよくない。ただ、肥満が体によくないことは間違いない。

血圧やコレステロールが高いと大騒ぎするのに、自分の体重には無関心な人が多いのはなぜだろう？

血圧やコレステロールがどうしても気になるというなら、それらを下げる一番簡単で確実な方法は、痩せることだ。

太っているということは、小さな軽トラックの荷台に山のように砂利を積んでいるのと同じだ。ちょっとした坂でも、アクセルを目一杯吹かさないと登れない。エンジンである心臓に負担がかかり、血圧が上がるのも当然だ。太ったまま血圧を気にするのは、滑稽といえる。ましてや降圧剤を飲むのは、危険だ。

肥満の人が標準体重になれば、病気になる確率は低くなる。多くの人が悩まされる腰痛、膝痛も、改善される。

肥満度は、ＢＭＩ（ボディ・マス・インデックス）で測ることができる。

ＢＭＩは「体重／身長×身長」で計算し、18・5未満が「低体重」、18・5以上25・0未満は「標準」、25・0以上だと「肥満」になる。例えば、身長1・7mで体重68kgの男性の場合、「68／1・7×1・7」で、ＢＭＩは23・5だ。

ＢＭＩの計算式は世界共通だが、判定基準は国によって異なる。日本でのＢＭＩの理想値は、男性が22・0、女性が21・0。疫学調査でも、この数値に近いほど統計的に「病気にかかりにくい体型」と判明している。

インターネット上には、身長と体重を入力するだけでＢＭＩを判定してくれるサイトがたくさんあるので、一度測ってみるといい。面倒だという人は、単純に「身長（cm）－100」でもいい。身長160cmの人の場合、「160－100」で60。60kgを目標にしよう。

しかし、頭ではいくら「ダイエットしたほうがいい」とわかっていても、そう簡単に痩せられるものではない。

よく、「運動する時間がないから痩せられない」と言う人がいる。しかし、それは間違いだ。肥満の原因は、運動不足ではない。食べるから、太っているのだ。

運動は思いのほか痩せない。運動量が多いとされる水泳でさえ、30分行っても茶碗半分のご飯ほどしかカロリーを消費しない。人間の体は、それだけ効率よくできているのだ。

ダイエットの基本は減食である。食べれば太る、食べなければ痩せる、それだけが真実だ。

「そんなに食べているつもりはないのに、痩せられないんです」という人は、自分が何をどれだけ食べているのかわかっていないことが多い。

テレビを見ながらお菓子をつまんでいたり、口が寂しくてつい甘いものを食べてしまったりしていないだろうか？　特に「ながら食い」は、無意識であることが多く、習慣化しやすい。

ダイエットがなかなかうまくいかないという人は、一度、一日に食べたものをすべて紙に書き出してみるといい。そうすれば、自分の食生活を客観的に見ることができ、どれだけ不必要なものを口に入れていたかわかるはずだ。

私のお勧めのダイエット法は、「よく噛むこと」。口に入れたものを、50回噛む。初めは大変に感じるが、習慣化すれば何ともなくなる。

これは非常に効果があるので、ぜひ試してほしい。

よく噛むことは、痩せる以外にもさまざまな効果がある。

まず、ぼけ防止。よく噛むと、脳の血管が広がり、血液と一緒に栄養素が流れ込んで、覚醒度が高まるからである。

姿勢もよくなる。噛むためには顎の筋肉だけではなく、首や胸、背中の筋肉も使う。多くの筋肉が鍛えられるため、自然に美しい姿勢になる。

また、視力の回復につながったり、ガンの発症が1～2割抑えられたりするという研究もある。

骨休めにまさるものはない

健康を害する最大の要因は、ストレスである。あれこれ気にするより、ゆっくり「骨休め」すること。現代人に一番必要なのは、結局これではないだろうか。

現代人は、とにかく多忙である。夜遅くまで仕事をし、睡眠時間も短い。たまの休みは、趣味や家族サービスで外出し、家でゆっくり過ごすことはほとんどないという人は多い。これでは、疲れが溜まって当然だ。

疲労はストレスである。体はストレスと戦うために血圧を上げる。薬を飲むより先に、十分に睡眠をとり、休むことが先決だ。

哺乳類の中で、背骨を90度に立てて直立歩行するのは人間だけである。背骨が垂直になることにより、内臓は常にずり落ちる危険にさらされることになった。計20kg以上もある内臓は、横隔膜や腹膜、腸間膜などによって吊《つ》り上げられている。

「骨休め」とは、文字通り骨を重力から休めること。時間のないときは、2〜3分ゴロリと横になるだけでいい。これだけでも、ずい分違う。

昔は、仕事の合間に必ず、休憩を取ったものだ。特に朝早くから働く農家にとって、腰を下ろして木陰で休む「お茶の時間」は欠かせないものだった。

現在でも、スペインやギリシャなどでは、「シエスタ」という昼寝の習慣が残っている。シエスタは生活習慣として社会的にも認められ、午後の1時から4時頃までは商店、企業、官公庁などの多くが休業時間となる。

人間の体には、朝起きて、夜眠るという一定のサイクルを規則正しく繰り返す習性がある。このリズムは、体温や血圧、ホルモン分泌などにも関わり、健康を大きく左右するのだ。海外旅行の際、体調を崩してしまうことが多いのは、時差ぼけによるリズムの乱れが原因とされる。よく「規則正しい生活を」というが、それは健康にとって、とても大事なのだ。

人間の活力や集中力は、午前中に上昇し、正午ごろに最も高くなり、昼食後の午後2〜3時頃にかけて低下する。交通事故は注意力の低下する午後の早い時間に多く発生するという。

午後4時すぎに再び活発になり、日が落ちると、就寝に向けて再び低下する。

この点から見ても、心身のテンションが低い午後2〜3時に昼寝するのは、合理的なのだ。

大工や土木作業に従事する人などは、たいてい昼食後に昼寝をしている。こうした仕事は朝が早く、重労働だ。危険な作業も多く、集中力の低下は事故の原因につながる。昼寝して体を休め、午後の仕事に備えているのである。

しかし、サラリーマンはそうもいかない。昼にゆっくり休憩できる人はごくまれで、たいてい食事を済ませたら、すぐ仕事に戻ってゆくのではないだろうか。常に緊張を強いられ、息つく間もないような生活では、ストレスはたまる一方だ。

仕事の合間に、きちんと休憩を取ることは、ストレスの面から見ても、とても重要である。

私にとって一番の骨休めは、温泉旅行だ。私は昔から温泉が好きで、箱根や日光といった近場から、北海道の山奥や瀬戸内海の島にある秘湯まで、つかった温泉の数は、４５０近くにのぼる。

先日も学生時代の仲間数人と、草津温泉に出かけた。平均年齢70歳の旅である。草津の湯は熱い。ダラダラと汗をかきながら温泉につかれば、疲れなど吹き飛んでしまう。湯上がりの気分は極楽で、つくづく「日本人でよかった」と思う。

夕食の後、皆がごそごそとカバンを探り始めた。出てきたのは、大量の薬である。血圧やコレステロールを下げる薬から、尿酸や心臓の薬など、平均5〜6種類、中には10種類以上の薬を飲んでいる友人もいた。

お決まりの薬談義のあと、病気自慢へと進み、しまいには「死んだときに備えて、自分用の墓を買った」「葬式用の遺影を撮影した」と言い出す者もいて、皆なんとなく沈んだ気分になった。

昔、男の道楽と言えば、「飲む、打つ、買う」だった。大酒を飲んで、バクチを打ち、吉原に行く。

しかし、現代の「飲む、打つ、買う」は、「薬を飲んで、欝（うつ）な気分になり、墓を買う」になっているのではないだろうか。

生活習慣病の薬はずっと飲み続けるものが多い。医療費や薬代は、積み重なると大きな出費になる。例えば、月に1回の診療で2500円払っているとしたら、年間3万円。10年で30万円だ。人間ドックや各種検診まで含めたら、もっとかかるだろう。

高血圧、高コレステロール、動脈硬化、骨粗鬆症《こつそしょうしょう》、糖尿病、ガン、脳卒中……。

病気の不安はきりがない。心配したら、それだけ医療費は雪だるま式に膨らんでゆく。

それよりも、ストレスを取るためにお金を使ったらいかがだろうか？

血圧を心配しないだけでも、相当の医療費が浮く。一生涯なら、軽く100万円を超えるだろう。

　そのお金で、旅行に行ってのんびりしたり、美しい景色を見たりしたら、どんなに心が晴れるかしれない。他にも、落語を聴いて思いっきり笑うとか、おしゃれをしておいしい物を食べにいくとか、ストレス解消やプラス思考になることにお金を回したほうが、ずっと賢明ではないだろうか。

あとがき

私が「高血圧は気にしなくていい」と言い始めたのは、2000年ごろからである。それまでは私もほかの医者のように、「高血圧は悪い。血圧の高い人には降圧剤を飲ませないといけない」と思い込んでいた。

あるとき、50歳くらいの脳梗塞の患者が、奥さんに連れられて診察室にやってきた。とても痩せていて、歩き方もよろよろしている。聞けば、脳梗塞の後遺症で右半身に麻痺があると言う。

「降圧剤を飲んでいなかったのですか？」と私が聞くと、

「もともと血圧が高く、数年前から飲んでいました」と言う。

飲んでいたのに、なぜ脳梗塞になったのだろう？　私は不思議だった。降圧剤さえ飲んでいれば、脳梗塞は起きないと思っていたからである。

ところがどういうわけか、その年に同じような人が何人も来た。私は疑念を感じ、研究書や論文などをいろいろ調べてみた。私の疑念は、ますます深まった。

それを決定的にしたのは、「降圧剤を飲んでいる人は、飲んでいない人に比べて脳梗塞の発症率が2倍になる」という、第二章でも紹介した大櫛陽一氏の研究である。

私は目からウロコの落ちる思いがした。降圧剤を「飲んでいたのに」ではなく、「飲んでいるから」脳梗塞が起こったのである。

高血圧は病気ではない。それを無理やり薬で下げれば、重い病気が起こりやすくなるのは当然だ。

また、病気ではないものを、病気と言い立てれば、人はマイナス思考に陥ってしまう。そのマイナス思考がストレスになり、大きな病を招くのだ。

病気を恐れるあまり、かえって病気を招く本末転倒《ほんまつてんとう》を、私は日々医療に従事しながら、ひしひしと感じる。

人間の体は、やわではない。それは実に強いものだ。しかも、どんな治療や薬より、ずっと賢く自身を調整している。

最後に、私の意見を簡潔に述べるので、それをぜひ心に留めておいていただきたい。

「血圧のことは、きれいさっぱり忘れてください。そうすれば、身も心も健康になれます」

参考文献

浜六郎『高血圧は薬で下げるな！』角川書店
同『コレステロールに薬はいらない！』角川書店
同『薬害はなぜなくならないか』日本評論社
同『危ない薬の見分け方』ベストセラーズ
「薬のチェックは命のチェック」2、3、25、38、39号 医薬ビジランスセンター
大櫛陽一『メタボの罠』角川書店
同『コレステロールと中性脂肪で、薬は飲むな』祥伝社
同『検査値と病気 間違いだらけの診断基準』太田出版
井上芳保編著『健康不安と過剰医療の時代』長崎出版
レイ・モイニハン、アラン・カッセルズ『怖くて飲めない！』古川奈々子訳 ヴィレッジブックス
菊池誠、松永和紀、伊勢田哲治、平川秀幸、飯田泰之＋SYNODOS編『もうダマされないための「科学」講義』光文社

村上譲顕『日本人には塩が足りない！』東洋経済新報社
岡本裕『薬をやめれば病気は治る』幻冬舎
『ＦＲＩＤＡＹ』２０１３年４月26日号　講談社
読売新聞２００８年３月30日付朝刊
「日経メディカル」２０１１年１月号、２月号、２０１２年３月号、４月号　日経ＢＰ社
「ミクス」２０１２年増刊号　エルゼビア・ジャパン
「高血圧治療ガイドライン２００４」日本高血圧学会
「高血圧治療ガイドライン２００９」日本高血圧学会
厚生省保健医療局老人保健部老人保健課監修「老人保健法による健康診査マニュアル」１９８７年、日本公衆衛生協会
厚生省老人保健福祉局老人保健課監修「老人保健法による健康診査マニュアル」１９９４年、日本医事新報社
高柳和江『笑いの医力』西村書店
ノーマン・カズンズ『笑いと治癒力』松田銑訳　岩波書店

五木寛之『林住期』幻冬舎
幕内秀夫『粗食のすすめ』新潮社
安保徹『免疫革命』講談社インターナショナル
中村天風『運命を拓く』講談社
同　『君に成功を贈る』日本経営合理化協会出版局

編集協力／前田正志

松本光正

1943年、大阪生まれ。北海道大学医学部卒業後、医療生協さいたま浦和民主診療所勤務・所長を経て、1995年おおみや診療所所長に就任。2009年より関東医療クリニック院長。

高校2年生の時に中村天風の最晩年の弟子として指導を受ける。以降、天風会の講師としても活躍。

著書に『癌は治さなくていい 検診・手術・抗がん剤に頼らない「癌」の本』(長崎出版)など。

講談社+α新書《プラスアルファ》 651-1 B

高血圧《こうけつあつ》はほっとくのが一番《いちばん》

松本光正《まつもとみつまさ》

2014年 4 月21日第1刷発行
2020年 4 月30日第8刷発行

発行者――渡瀬昌彦
発行所――株式会社 講談社
東京都文京区音羽2-12-21 〒112-8001
電話 編集(03)5395-3522
販売(03)5395-4415
業務(03)5395-3615

デザイン――鈴木成一デザイン室
カバー印刷――共同印刷株式会社
印刷――株式会社新藤慶昌堂
製本――株式会社国宝社
本文図版制作――朝日メディアインターナショナル株式会社

定価はカバーに表示してあります。

落丁本・乱丁本は購入書店名を明記のうえ、小社業務あてにお送りください。

送料は小社負担にてお取り替えします。

なお、この本の内容についてのお問い合わせは第一事業局企画部「+α新書」あてにお願いいたします。

Printed in Japan
ISBN978-4-06-272844-7

講談社+α新書

書名	著者	内容	価格・番号
住んでみたドイツ　8勝2敗で日本の勝ち	川口マーン惠美	在独30年、誰も言えなかった日独比較文化論!! ずっと羨しいと思ってきた国の意外な実情とは	838円 628-1 D
成功者は端っこにいる　勝たない発想で勝つ	中島武	350店以上の繁盛店を有する飲食業界の鬼才の起業は40歳過ぎ。人生を強く生きる秘訣とは	838円 629-1 A
若々しい人がいつも心がけている21の「脳内習慣」	藤木相元	脳に思いこませれば、だれでも10歳若い顔になる！「藤木流脳相学」の極意、ついに登場！	838円 630-1 B
新しいお伊勢参り　〝おかげ年〟の参拝が、一番得をする！	井上宏生	伊勢神宮は、式年遷宮の翌年に参拝するほうがご利益がある！ 幸せをいただく(得)お参り術	840円 631-1 A
日本全国「ローカル缶詰」驚きの逸品36	黒川勇人	「ご当地缶詰」はなぜ愛されるのか？ うまい、取り寄せできる！ 抱腹絶倒の雑学・実用読本	840円 632-1 D
溶けていく暴力団	溝口敦	反社会的勢力と対峙し続けた半世紀の戦いの集大成！ 新しい「暴力」をどう見極めるべきか!?	840円 633-1 C
日本は世界1位の政府資産大国	髙橋洋一	米国の4倍もある政府資産⇩国債はバカ売れ!! すぐ売れる金融資産だけで300兆円もある！	840円 634-1 C
外国人が選んだ日本百景	ステファン・シャウエッカー	旅先選びの新基準は「外国人を唸らせる日本」あなたの故郷も実は、立派な世界遺産だった!!	890円 635-1 D
もてる！『星の王子さま』効果　女性の心をつかむ18の法則	晴香葉子	なぜ、もてる男は『星の王子さま』を読むのか？ 人気心理カウンセラーが説く、男の魅力倍増法	840円 636-1 A
「治る」ことをあきらめる「死に方上手」のすすめ	中村仁一	ベストセラー『大往生したけりゃ医療とかかわるな』を書いた医師が贈る、ラストメッセージ	840円 637-1 B
偽悪のすすめ　嫌われることが怖くなくなる生き方	坂上忍	迎合は悪。空気は読むな。予定調和を突き抜ければ本質が見えてくる。話題の著者の超人生訓	840円 638-1 A

表示価格はすべて本体価格（税別）です。本体価格は変更することがあります